名医解读
生殖与健康的秘诀

上海市医学会
上海市医学会生殖医学专科分会 组编

上海科学技术出版社

图书在版编目(CIP)数据

名医解读. 生殖与健康的秘诀 / 上海市医学会, 上海市
医学会生殖医学专科分会组编. —上海：上海科学技术
出版社, 2018.2

（上海市医学会百年纪念科普丛书）

ISBN 978 - 7 - 5478 - 3895 - 2

Ⅰ.①名…　Ⅱ.①上…②上…　Ⅲ.①医学—普及读物
②生殖医学—基本知识　Ⅳ.①R - 49②R339.2

中国版本图书馆 CIP 数据核字(2018)第 009625 号

名医解读

生殖与健康的秘诀

上海市医学会
上海市医学会生殖医学专科分会　　组编

上海世纪出版(集团)有限公司
上海科学技术出版社　出版、发行
(上海钦州南路 71 号　邮政编码 200235　www.sstp.cn)

字数：150 千　　　　　印张 11
2018 年 2 月第 1 版　2018 年 2 月第 1 次印刷
ISBN 978 - 7 - 5478 - 3895 - 2/R·1549
定价：30.00 元

内容提要

  不孕不育的人数逐年增加，生殖健康知识的传播和科普教育越来越重要。生殖医学以辅助生殖技术（ART）为主体，涉及妇产科学、生殖内分泌学、男科学、胚胎学、遗传学、心理学等多个领域，已从单纯治疗不孕症发展到克服遗传病，是生命科学的前沿学科。大众对于生殖医学及其相关技术的认识和接受程度在几十年间也有了极大进步，但仍需医学工作者给予专业、系统的指导。

  本书由致力于辅助生殖医学事业的数十位专家精心编写而成，主要分为三部分。第一部分为"读经典"，由上海市医学会生殖医学专科分会的资深专家以幽默风趣的语言介绍了关于生殖、孕育的相关知识；第二部分"问名医"则从生育基础、不孕不育诊疗及辅助生殖技术三大方面为读者答疑解惑，内容包括了人工授精、试管婴儿等专业技术问题；第三部分"微辞典"则是讲解了一些生殖医学相关的专业名词，以便于读者更好地理解书中的科普知识。

总 序

上海市医学会成立于 1917 年 4 月 2 日，迄今已有 100 年的悠久历史。成立之初以"中华医学会上海支会"命名，1932 年改称"中华医学会上海分会"，1991 年正式更名为"上海市医学会"并沿用至今。

百年风雨，世纪沧桑，从成立之初仅 13 人的医学社团组织，发展至今已拥有 288 家单位会员、22 000 余名个人会员，设有 92 个专科分会和 4 个工作委员会，成为社会信誉高、发展能力强、服务水平好、内部管理规范的现代科技社团，荣获上海市社团局"5A 级社会组织"、上海市科协"五星级学会"。

穿越百年历史长河，上海市医学会始终凝聚着全市广大医学科技工作者，充分发挥人才荟萃、智力密集、信息畅通、科技创新的优势，在每一个特定的历史时期，在每一次突发的公共卫生事件应急救援中，均很好地体现了学会的引领带动作用。近年来，在"凝聚、开放、服务、创新"精神的指引下，学会不忘初心，与时俱进，取得了骄人的成绩。

2016 年，习近平总书记在"全国卫生与健康大会"上发表重要讲话，指出"没有全民健康就没有全面小康"，强调把人民健康放在优先发展的战略地位。中共中央、国务院印发的《"健康中国 2030"规划纲要》明确了"共建共享、全民健康"是建设健康中国的战略主题，要求"普及健康生活、加强健康教育、提高全民健康素养"，要推进全民健康生活方式行动，要建立健全健康促进与教育体系，提高健康教育服务能力，普及健康科学知识等。上海市医学会秉承健康科普教育的优良传统，认真践行社会责任，组织动员广大医学专家积极投身医学科普创作与宣传教育。

近年来，学会重点推出了"健康方向盘"系列科普活动、"架起彩虹桥"系列医教帮扶活动和"上海市青年医学科普能力大赛"三项科普品牌。通过科普讲座、咨询义诊、广播影视媒体宣传以及推送科普文章或出版科普读物等多形式、多渠道，把最前沿的医学知识转化成普通百姓健康需求的科普知识，社会反响良好。配合学会百年华诞纪念活动，其间重点推出了百场科普巡讲活动和百位名医科普咨询活动。上海市医学会以其卓有成效的科普宣教工作受到社会各界好评，荣获上海市科委颁发的"上海科普教育创新奖-科普贡献奖（组织）二等奖"、中华医学会"优秀医学科普单位"和"全国青年医学科普能力大赛优秀组织奖"，成为上海市科协"推进公民科学素质"百家示范单位之一。

为纪念上海市医学会成立 100 周年，同时将《"健康中国 2030"规划纲要》精神进一步落到实处，我们集中上海医学界的学术领袖和科普精英编著出版这套科普丛书，为大众提供系统的医学科普知识以及权威的疾病防治指南，为"共建共享、全民健康"的健康中国建设添砖加瓦。在这套丛书里，读者既可以"读经典"——呈现《再造"中国手"》等丰碑之作，重温医学大家叱咤医坛的光辉岁月，也可以"问名医"——每本书约有 100 名当代名医答疑解惑，解决现实中的医疗健康困扰。既可以通过《全科医生，你家的朋友》佳作，找到你的家庭医生，切实地感受国家医疗体制改革的努力给大众带来的健康保障；也可以领略《从"削足适履"到"量身定制"——医学 3D 打印技术》《手术治疗糖尿病的疗效如何》等医学前沿信息，感受现代医学科技进步带来的福音。

经典丰满的内容，来源于团结奋进、齐心协力的编写团队。这套丛书涉及上海市医学会所属的 50 余个专科分会，编委达 2 000 余名，参与编写者近 5 000 人，堪称上海市医学会史上规模最大的一次集体科普创作。我相信，每一位参与科普丛书的编写者都将为在这场百年盛典中留下手迹，并将这些健康科普知识传播给社会大众而引以为荣。

在此，我谨代表上海市医学会，向所有积极参与学会科普丛书编著的专科分会编委会及学会工作人员，向关注并携手致力于医学科普事业发展的上海科学技术出版社表示衷心的感谢！

源梦百年、聚力同行、传承不朽、再铸辉煌。愿上海市医学会薪火不熄，祝万千家庭健康幸福！

上海市医学会 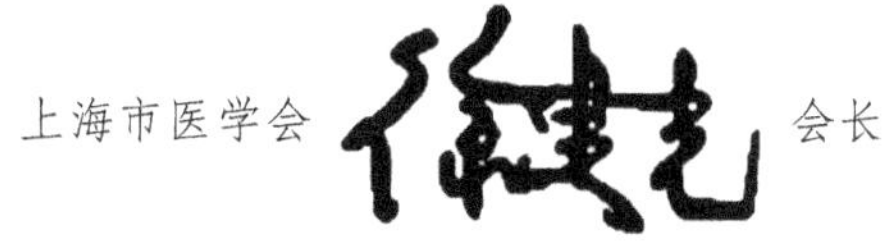 会长

2017 年 5 月

前　言

1978 年 7 月 25 日，伴随着英国首例"试管婴儿"路易斯·布朗的第一声啼哭，人类进入了一个崭新的纪元，她的诞生被认为是继心脏移植成功后医学上的又一大奇迹。

生殖医学是建立在妇产科学、男科学、胚胎学、遗传学等多学科基础之上的一门新兴医学前沿学科，发展至今仅约四十年，在起步较晚的中国，这更是一项"年轻"的医学技术。因此，大众对于该技术的认知与接受程度并不高，甚至还存在着很多困惑和误解。作为医务工作者，在忙碌的临床与科研工作之余，我们还应运用专业的医学知识，对患者和大众进行健康传播与科普教育，传递正能量。

上海市医学会生殖医学专科分会于 2012 年成立，始终致力于辅助生殖医学事业，帮助实现百姓的生育梦想。值此上海市医学会成立百年之际，我们邀请了上海生殖医学界知名的专家学者们编写了这本《名医解读·生殖与健康的秘诀》。全书由"读经典""问名医"和"微辞典"三大部分组成，内容分为生育基础篇、不孕不育诊疗篇与辅助生殖技术篇，聚焦试管婴儿、人工授精、高龄备孕、染色体疾病等一系列大众普遍关心、热议的话题，把艰涩深奥的医学专业术语转化成通俗易懂的科普文章，为大家答疑解惑。

由于环境污染、生育年龄推迟、生活压力增大等原因，不孕不育的患者人数仍在不断增加。根据中国人口学会、国家卫生和计划生育委员会发布的数据显示，中国育龄夫妇中，不孕不育患者人数已超过 5 000 万。作为生殖领域的专业人员，我们肩负着重要的责任，承载着社会的期盼。希望通过本书，提高大家对于生殖医学的认知与接受程度。我们也会继续努力、加强学习、不断攀登高峰，

前言

为大众带来更多精彩的科普文章。

复旦大学附属妇产科医院上海集爱遗传与不育诊疗中心常务副院长、主任医师

上海市医学会生殖医学专科分会主任委员

孙晓溪

2017 年 12 月

目 录

CHAPTER TWO
问名医

2

CHAPTER THREE
微辞典

3

CHAPTER ONE

读经典

一、不孕不育就医指南

在不孕不育患者人群中，有高龄的夫妻，也不乏年轻夫妇。第一次来到医院生殖科，他们不清楚自身健康状况，也不熟悉医院就诊流程，往往迷茫又焦虑。

下面就来谈谈不孕不育患者的就医指南。

为何先检查男方

有不孕不育困扰的夫妇到了医院，由医生排除了各种明显可控因素（比如性生活频率）之后，首先应该从男方开始检查。男方的检查简单、无创、痛苦也少。先查男性内、外生殖器，确认发育和性功能正常后，再进行精液检查，如果精液检查也正常，那就基本排除了男方的因素，可以继续排查女方的因素了。

许多人受传统观念限制，以为无法怀孕、无法生育都是女方的问题，第一反应是让女方来医院做检查。其实引起不孕不育的原因中，女方因素占 40％～55％，男方因素占 25％～40％，夫妻双方因素占 20％，病因难以明确的（包括免疫因素、卵子质量异常等原因）约 10％，因此需要夫妻双方一起进行检查。

女方要做什么检查

女方不孕的原因主要有生殖道畸形、炎症、肿瘤、子宫内膜异位症和排卵障碍，若男性精液检测结果一切正常，女方应该做以下检查。

（1）常规妇科检查：比如白带检查，可排除阴道畸形、阴道炎症及宫颈病变。

（2）超声检查：可大致检查子宫、卵巢、输卵管是否有病变，排除子宫肌瘤、子宫畸形、卵巢囊肿或肿瘤、多囊卵巢综合征或输卵管积水。

（3）排卵检查：可在超声下监测卵泡发育情况，看排卵是否正常。

（4）内分泌检查：包括各种激素检查，了解卵巢储备能力（正常排卵的功能如何），排除高催乳素血症、高雄激素血症、甲状腺功能异常等。

（5）输卵管通畅检查：检测输卵管是否通畅，明确输卵管阻塞的部位，有无子宫畸形、黏膜下肌瘤以及输卵管结核等。

（6）抗体或染色体检查：检查是否存在染色体异常、抗子宫内膜抗体、抗精子抗体、抗透明带抗体。

（7）腔镜手术检查：如果以上检查找不出原因，可以考虑做宫腔镜或腹腔镜手术，直接观察盆腔、子宫、输卵管、卵巢有无病变或粘连。

检查一切正常怎么办

10％～20％的情况是双方检查下来一切正常，无法明确病因。这时候，一般建议先采取人工授精的方式辅助怀孕。若每月做 1 次，反复 3～6 次后仍无法怀孕，就可以转而选择试管婴儿技术。

治疗方案因人而异，具体问题需要具体分析。如果是 38 岁以上不明原因的不孕不育患者，一旦人工授精 3 次失败，就可直接转做试管婴儿。

若患者本身有疾病，比如贫血、肝功能异常或急性传染性疾病等，身体条件不适合怀孕，建议暂缓不孕不育的治疗，等到各方面身体素质恢复了，再进行治疗。

遗传病如何避免遗传

夫妻一方若有染色体疾病，或者存在某些遗传可能性较大的疾病，如血友病、地中海贫血、进行性肌营养不良、先天性肾上腺皮质增生症等，或者是不明原因的反复流产患者，可以选择第三代试管婴儿，即将卵子与精子在体外结合配成胚胎后，利用先进的基因检测技术筛选出健康的胚胎，再移植到子宫，尽可能避免遗传病患儿的出生，同时降低流产风险，提高健康宝宝的出生率。

特 别 提 醒

即使做了胚胎植入前筛查，常规的产前检查仍不可忽视。

（孙晓溪）

○ 摘编自"丁香医生"网 2015 年 11 月 23 日

—— 专家简介 ——

孙晓溪

孙晓溪，复旦大学附属妇产科医院上海集爱遗传与不育诊疗中心常务副院长，医学博士，主任医师。上海市医学会生殖医学专科分会主任委员，上海市女性生殖内分泌相关疾病重点实验室副主任，复旦大学生殖与发育研究院副院长。擅长生殖内分泌疾病、不孕症的诊治，以及辅助生育技术。

二、经调管顺，土沃种好，"好孕"自来

孕育生命是一个奇妙而又神秘的过程，就好比种子的生根发芽。中国有句俗语："风调雨顺，五谷丰登。"生殖领域也有这么类似的一句话："经调管顺，土沃种好，'好孕'自来。"

怀孕的先决条件分别具体指什么

经调，即月经规律。月经，俗称"大姨妈"，即每月 1 次的阴道出血，由子宫内膜周期性脱落及出血形成。月经被看作是生殖健康的"晴雨表"。那么月经规律和怀孕有什么关系呢？月经主要受下丘脑-垂体-卵巢轴调控，月经的规律来潮是卵巢规律性排卵的一种外在表现，预示着卵巢周期性排卵。因此，月经规律是生殖功能成熟的重要标记，是能够受孕的第一要素。

管顺，即生殖道通畅。女性生殖道包含外阴、阴道、宫颈、子宫腔、输卵管，其各自管腔依次相连形成通道。女性生殖道主要起输送的作用，主要输送经血、精子、受精卵。经血输送受阻，便会导致经量异常或产生痛经。若精子、受精卵输送受阻，则会引起精子、卵子无法相遇，造成不育，或者受精卵无法着床在宫腔内，造成宫外孕。如果将女性生殖道看作成一个孕育生命的"庭院"，外阴就好比"大门"，阴道为"走廊"，宫颈为"前厅"，宫腔为"卧室"，输卵管为"后院"。只有畅通无阻的"庭院"才能发挥孕育生命的功能。

土沃，即子宫内膜适宜。在肥沃的土地里播种，种子才会生根发芽。同样，子宫内膜适宜了，胚胎才会成功着床、发育成长，直至分娩。正常情况下，经血干净后，子宫内膜便会在雌激素的作用下逐渐增厚，直至排卵。排卵后，积聚一定厚度的子宫内膜会在孕激素的作用下发生转化，变得松软、富含营养物质，利于胚胎着床。

种好，即胚胎质量佳。种子不好，就无法生根发芽，导致发生痛彻心扉的流产。那么什么样的胚胎是好胚胎呢？构建好胚胎类似于夫妇构建和谐家庭，首先要专情，卵子与精子一对一结合进入受精卵阶段，之后"相濡以沫"，进行正常的卵裂进入囊胚期，齐心协力、一致对外，突破透明带正常孵出，这样的胚胎才有机会生根发芽。

神圣而又神奇的"好孕"过程

经调管顺，土沃种好是如何让"好孕"自来呢？"好孕"到底是怎样的一个过程呢？规律的月经来潮预示着卵巢每月有一次规律地排卵（经调）。卵巢排卵后，卵巢周围的输卵管会伸展出手掌一样的输卵管伞端来拾取卵子。同房后精子便会沿着通畅的生殖道游走至输卵管（管顺），并与卵子相遇、受精，两者结合形成受精卵。受精卵边分裂形成胚胎，边沿输卵管向子宫移动，到达宫腔后胚胎从透明带内孵出，若此时子宫内膜适宜（土沃），胚胎便会植入子宫内膜，完成着床，类似于种子生根。优质的胚胎（种好）会继续发育，长出胚芽、胎心，至受精第9周形成胎儿，至孕足月分娩，享受"好孕"。

"好孕"不来该如何

如果夫妇性生活正常，未避孕1年未孕，即为不孕症。"经、管、土、种"任何一个环节出现问题，均能导致不孕。如果经不调、管不顺、土不沃或者种不好，"好孕"不来，该怎么办呢？

（1）月经失调，要调经：不排卵性月经失调可以促排卵，常用药物有氯米芬、人类绝经期促性腺激素、促卵泡激素、促性腺激素释放激素等。若合并甲状腺、肾上腺、垂体疾病导致的月经失调，可明确诊断后治疗原发疾病。

（2）管不顺，要疏通或"搭桥"：输卵管狭窄不通是临床最常见引起不孕的原因。轻度可以尝试输卵管通液术、腹腔镜下双侧输卵管整形术、宫腔镜下双侧输卵管插管通液术。但若严重阻塞或积水，可能会影响输卵管的输送功能，要么手术无法疏通，要么疏通了却仍不孕或者导致宫外孕。此时就需要为精子、卵子搭"鹊桥"，也就是体外受精胚胎移植术，俗称试管婴儿。通过促排取卵获得卵子，将其与精子一同在实验室培养，使卵子与精子体外相遇受精，获得胚胎后再移植入宫腔内。

（3）土不沃，要"松土施肥"：若子宫内膜偏薄、存在内膜息肉或者宫腔内积水，就好比土壤贫瘠、土质坚硬、含有石头或者积水，均不利于受精卵着床。此时可以通过宫腔镜手术摘除息肉、分离粘连、抽吸宫腔积液，相当于松土，去除石头、积水。此外，若内膜偏薄，可以添加外源性雌、孕激素促进子宫内膜增厚发育，相当于"施肥"。

（4）种不好，可以培育优质种子：首先，年龄直接影响卵子的质量，因此生育不可太晚。此外，形成受精卵的精子、卵子源于受精前的3个月。因此，备孕时女方可提前3个月补充叶酸、远离有害物质及放射物、停用致畸药物、避免接触宠物；男方也需要提前 3 个月戒烟控酒。另外，早睡早起、劳逸结合的良好生活习惯以及轻松愉悦的心情都将有利于优生优育。

万事俱备欠东风，"好孕"还需好心态

"好孕"迟迟不来，切莫盲目着急，请及时就诊，进行孕前检查，评估病情并查找不孕的原因。月经不调就调经，管不通顺就疏通或者"搭桥"，"土"不沃就松"土"施"肥"，种不好就选种育种，最后笑口常开，"好孕"自会到来。

（刘苡萱　施敏凤）

○ 摘编自《月经失调》2016 年

—— 专家简介 ——

施敏凤

施敏凤，妇产科学博士，博士后，副教授，海军军医大学附属长海医院生殖医学中心副主任医师。上海市医学会生殖医学专科分会委员。擅长不孕不育、多囊卵巢综合征、子宫内膜异位症、习惯性流产、高龄及卵巢低反应、宫腔粘连、反复试管婴儿失败等疾病诊治；人工授精、试管婴儿、宫腔镜等辅助生殖技术的实施。

三、浅谈卵巢保养的秘籍：如何改善卵子质量

卵巢的伟大在于它产生的"生命种子"——卵子，卵巢的美好在于卵子与"真命精子"相遇、结合成新的生命体。卵子的质量是获得健康有活力的"好"胚胎的关键因素。然而现实往往是即使有幸长大，成熟的卵子也可能由于质量差而"夭折"，或者出现不孕、流产等情况。那么有没有改善"秘籍"呢？下面我们就聊聊影响卵子质量的因素及如何改善。

年龄"衰老钟"与微环境的"杀伤力"

年龄的增长会导致卵母细胞数量和质量皆下降。首先是卵泡数量减少，35岁以上的妇女卵泡密度明显降低，为 35 岁以下者卵泡密度的 1/4；而 40 岁以上的妇女卵泡密度呈急剧下降。线粒体被认为是人体的"衰老钟"，其功能的变化与年龄有着密切关联。高龄患者体内活性氧自由基平衡被破坏，直接导致线粒体活性降低。同时，与高龄患者线粒体 DNA（脱氧核糖核酸）数量明显下降亦有关。综上所述，卵子线粒体的质量决定了卵子的老化状态。

机体微环境与卵子质量的好坏密切相关。而女性的健康状况和生活方式会改变这一环境。当女性处于疾病状态、营养不良、过度肥胖或接触有害物质时，其发生生育问题的风险就会提高，如肥胖会破坏女性内分泌，阻碍卵子的发育与成熟。环境中的污染因素、不良生活习惯、不良情绪等，会使人体自由基的代谢出现失衡，过多的自由基破坏卵子的"抗衰老保险丝"——端粒结构，使端粒变短，卵子进行减数分裂时发生错误的概率升高，从而产生大量废弃卵子或胚胎。

对症下药，改善卵子质量

年龄是不可逆的。女性最佳的生殖年龄在 25～30 岁，生育力从 32 岁开始下降，37 岁以后迅速递减。对于 40 岁以上打算生育的女性，应立即进行生育力评估和相应助孕治疗。高龄患者未来可考虑胚胎的全基因筛查，挑选染色体正常的胚胎进行植入，减少流产率；年轻女性可以选择冷冻卵子，保留年轻时优质的卵子，有机会获得优质胚胎。另外，促排卵方案有许多种，没有最好，只有合适

与否。在医生的建议下选择合适自己的促排卵方案，减少药物用量和对卵巢的刺激。

健康的生活方式是后天获得的改善卵子的因素。改善日常生活环境，远离污染、电磁辐射等可能导致卵子发生染色体变异的危险因素；避免经期性生活，以免导致盆腔感染、子宫内膜异位症等疾病的发生，从而影响卵子的质量。

保持健康的生活习惯，如饮食宜清淡、低油低脂，摄入均衡的肉类及新鲜水果蔬菜；进行适宜强度的运动或体育锻炼、增强体质、控制体重；日常生活规律、按时作息、戒烟戒酒，同时保持心情愉悦。

对于年龄或其他因素导致卵巢功能减退的"硬伤"，改善卵巢功能并无"灵丹妙药"，以下为一些可能有用的辅助用药。

（1）脱氢表雄酮（DHEA）：是由肾上腺皮质（占 1/2）、中枢神经系统和卵巢卵泡膜细胞分泌的一种活性弱的雄激素，在周围组织中将转化为有活性的雄激素和雌激素。随年龄增长，循环中的 DHEA 水平下降。补充 DHEA 可能增加卵巢储备功能低下的患者体外受精胚胎移植术（IVF-ET）的获卵数和胚胎数目，提高卵子和胚胎的质量，提高临床妊娠率。然而目前疗效仍存争议。

（2）泛癸利酮（辅酶 Q_{10}）：是一种脂溶性抗氧化剂，在人体细胞内参与能量制造与活化，通过提高高龄患者的线粒体功能，改善临床结局。

（3）生长激素（GH）：GH 一方面通过对颗粒细胞的增殖促进及老化逆转，改善高龄患者的卵母细胞发育支持系统。同时也直接通过改善卵母细胞内的线粒体功能提高卵子的发育潜能，而应用于胚胎质量不佳患者的辅助治疗。

（4）中医药：补肾中药单纯使用或结合针灸治疗，在一定程度上能促进卵巢修复、改善卵巢功能、提高卵巢反应性，从而改善卵子质量。

总之，抓住最佳生育年龄是关键，均衡饮食、良好的生活方式、保持合适的体形、避免不利的生活环境，都是获得优质卵子的有利因素。

（纪亚忠　温惠慧）

—— 专家简介 ——

纪亚忠

纪亚忠，同济大学附属同济医院主任医师、教授，生殖医学科主任、妇产科副主任。中国性学会女性生殖医学分会常务委员，上海市医学会生殖医学专科分会委员，中国优生优育协会理事。

四、胚胎的三生三世——从卵子到宝宝的"历劫"

怀孕这个貌似很简单寻常的生理现象，其背后也隐藏着一系列的"征程"，从一枚仅有一个细胞的弱小卵子，发育成拥有成千上万细胞、具有极强生命力的健康宝宝，简直是生命的奇迹！那么，一颗卵子成为一个健康宝宝需要经历哪些"劫难"呢？

一颗卵子"飞升上天"，需要经历什么

卵泡是卵巢的基本结构单位，也是酝酿卵子成熟发育的场所。卵子在未"出阁"之前都要待在卵泡里进行"修炼"。女性的原始卵泡是与生俱来的，新生儿两侧卵巢就有 70 万～200 万个原始卵泡，到青春期约有 4 万个原始卵泡。斗转星移，卵子与其"修炼"场所一起发育，经历了原始卵泡、生长卵泡和成熟卵泡 3 个阶段。

正常生理状态下，每一个月经周期中，卵子们都在潜心"修炼"，然而造化弄人，却只有一个卵泡能生长至成熟，即优势卵泡。其他卵泡受各种抑制，停止生长，最终未能逃过"劫难"，退化为闭锁卵泡。

成熟的优势卵泡迅速长大，直径达 20 毫米，并逐渐移行，突出于卵巢表面，准备排卵。一旦排卵成功，便渡过了此世的"劫难"，"飞升上天"，成为一个具有受精能力的卵子。

排卵一般发生于下次月经来潮前的 14 天，卵子从卵巢排出后立即被输卵管伞部吸到输卵管内，并停留在输卵管壶腹部以等待精子的到来。

一颗卵子如何渡过"情劫"成为胚胎

据说，"今生的擦肩需在前世经历 500 年的修炼"，那么一颗卵子能够抓住短暂的相遇，成功找到另一半渡过"情劫"，委实不是一件容易的事。

且说，在正常生育力男子的精液里，虽然有上千万的活动精子，但只有很少部分的活动精子(平均 14％)有穿透透明带的能力。

透明带是包绕卵子的天然屏障，兼具保护卵子及维持卵子正常受精的功能。

只有能穿透这层"仙障"的精子才能与卵子相遇相融。

正常情况下，精子在女性输卵管内能生存1～3天，卵子能生存1天左右，如在女子排卵日前后数天内同房，精子和卵子可能在输卵管壶腹部相遇。这时一群精子包围卵子，精子的头部分泌一种酶，以溶解卵子周围的"仙障"，为精子进入卵子开通道路。

最终只有一个历经千辛万苦、在"四海八荒的征战"中存活并以最快的速度与卵子相遇、进入卵子内的"战神"精子，才能最终"抱得美人归"，然后形成一个新的细胞，这个细胞称为受精卵或孕卵，这个过程称为受精。

于此世，卵子与精子最终渡过"情劫"，双双"飞升上天"，成为"神仙眷侣"。此后，受精卵又将经历一世"修炼"。受精卵从输卵管分泌的液体中吸取营养和氧气，不断进行细胞分裂。与此同时，受精卵逐渐向宫腔的方向移动，3～4天后到达宫腔时，已发育成为一个具有多个细胞的实体，形状像桑椹，因此称为桑椹胚。至5～6天后发育为具有全能细胞的囊胚，才能最终成为一枚"上仙阶品"的胚胎，得以存活。

一枚胚胎如何"渡劫"成为胎儿

好不容易历经诸多磨难，成了"上仙阶品"的优秀胚胎，最终到达子宫这座"九重天"，在与子宫内膜的"相爱相杀"中，在天时、地利、人和等众多有利条件下，赢得一系列的"征战"。

经历定位，即胚泡通过本身所发生的机械压力和子宫平滑肌的蠕动作用相互配合，能将胚泡安置在子宫腔中一个适当的位置。

再经历黏着，即胚泡在内膜上附着之后进一步紧贴着，除非损伤胚泡，就无法使它与内膜分开。在黏着之后，胚胎细胞与母体接触面出现微绒毛交错及细胞突起的交汇，并形成专门的固着结构。

接着穿入，已黏着的胚泡其滋养层细胞分泌某种物质，使相邻的内膜上皮的细胞之间出现缝隙。胚泡与内膜融合后挤进缝隙而钻入内膜的基质，深埋在内膜基质之中。

经历三个阶段后，最终胚胎着床于子宫内膜。着床是胚胎发育早期阶段的一个重要环节。在着床之前，胚胎在子宫腔内游离，它是新个体，有遭排斥、脱落的危险。经过附着、穿入内膜之后，则母子两方面紧密结合，因而更有利于胚胎的生长发育。

一旦着床，胚胎的全能细胞便经历了指数增长期，各种细胞生长分化，各司其命，快速地发育成为胎儿。在母体中不断获得能量与营养，最终完成"三生三世的渡劫”，成为一个呱呱坠地的婴儿。

（伏　静）

○ 摘编自"集爱遗传与不育诊疗中心"微信公众号 2017 年 4 月 19 日

—— 专家简介 ——

伏　静

　　伏静，复旦大学附属妇产科医院上海集爱遗传与不育诊疗中心胚胎实验室副主任医师。擅长卵子采集、体外受精、单精子穿刺、卵子及胚胎冷冻复苏、胚胎体外培养、植入前胚胎活检等辅助生殖相关技术。

五、胚胎的"颜值"与选择

做试管婴儿的过程中，卵子从卵巢中取出后，经历了从受精到胚胎发育的神奇旅程，在暂时离开母体的 3～5 天中，它们可没有一刻清闲。从受精卵的一个细胞到第一次分裂为两个细胞，再到第二次、第三次分裂，最终在取卵后的第 3 天选出一枚最优秀的胚胎进行移植。

尽管光看"脸"会有些许误差，但目前公认的最快、最有效的无创性选择胚胎的方法仍然是"胚胎的形态学分析"。

胚胎学家通常会根据国际上公认的通用形态学评分系统给胚胎们打分。

Ⅰ级：每个分裂的细胞大小均匀，无碎片或碎片所占的比例在 0～5％。

Ⅱ级：每个分裂的细胞大小均匀，碎片所占的比例在 5％～20％。

Ⅲ级：每个分裂的细胞大小明显不均，或者碎片所占的比例在 21％～50％，有空泡。

Ⅳ级：每个分裂的细胞大小严重不均，碎片所占的比例在 50％以上，有较多空泡。

取卵后第 3 天的胚胎通常是 6～8 个细胞，Ⅰ～Ⅲ级为可用，5 个细胞及以下或Ⅳ级均为不可用胚胎。如果第 3 天听报告时，医生说"8/Ⅱ"，就是 8 个细胞Ⅱ级的意思。7 个细胞Ⅱ级以上的胚胎都是"颜值"高的优秀胚胎！

那么，医生建议胚胎移植时会考虑哪些因素？

如果内膜和各项激素的指标均适合移植，医生会选择"高颜值"的胚胎进行移植以提高试管婴儿的成功率。

如果医生评估此次的子宫条件不适合种植，则会将合格的胚胎进行冷冻，等适当的时候再进行冷冻胚胎复苏后移植。

如果可用胚胎较少或整体质量不佳，可能会通过延长体外培养时间至取卵后第 5 天或第 6 天，以对胚胎进行进一步的自然选择，获得"高颜值"的囊胚，而囊胚的种植率也会明显高于第 3 天。当然，囊胚培养也是有一定的风险的，即有可能胚胎不具有继续发育的能力，形成不了囊胚。因此，医生会根据患者的情况综合考虑，以便做出选择。

（伏　静）

○ 摘编自"集爱遗传与不育诊疗中心"微信公众号 2016 年 6 月 6 日

六、如何改善子宫内膜容受性

子宫内膜容受性是指子宫内膜接受受精卵着床，并且维持其发育成胚胎的能力。在正常月经周期中，受精卵着床开始发生于月经第 19 日，持续 4～5 天，即月经第 19～24 天，临床上将其称为种植窗。在这期间，母、胎相互作用，子宫内膜发生了一系列精细复杂的形态和功能转化，从而使得子宫内膜能够接纳受精卵植入。

随着人类辅助生殖技术的广泛开展，控制性超促排卵药物、胚胎培养及冷冻技术等都获得了飞速发展，但目前每次胚胎移植的着床率仍然只有 30%，成为体外受精(IVF)的限速步骤。研究表明，子宫内膜容受性下降是导致胚胎着床失败的主要原因之一。我们可以采取以下策略针对性治疗，改善子宫内膜容受性。

（1）宫腔镜纠正宫腔病变：宫腔镜检查可发现子宫内膜息肉、宫腔粘连、黏膜下肌瘤、子宫纵隔、息肉样内膜、内膜炎症等影响内膜容受性的病变，清晰地显示内膜的形态、厚度、病变部位、范围，明显提高子宫内膜病变的检出率，同时进行治疗。因此，在进行 IVF 前，进行宫腔镜检查是有必要的。更有研究报道，宫腔的轻搔刮造成的内膜局部创伤，可刺激内膜生长，改善子宫内膜容受性，提高胚胎种植率和临床妊娠率。

（2）治疗输卵管积水：输卵管积水反流可能冲走未植入的胚胎，或者导致内膜局部微环境异常而影响胚胎种植。可通过腹腔镜手术行输卵管远端造口或连同近端造口封堵或结扎，积水严重者可切除输卵管，术后可提高患者的妊娠率。但要注意术中应尽量减少对卵巢血供的损伤，保护卵巢功能。近年发展起来的输卵管栓堵介入治疗作为处理输卵管积水的一种新方法，可避免对卵巢功能的影响，亦可达到防止积水反流的效果。

（3）治疗子宫内膜薄：在 IVF 周期及冷冻胚胎移植周期中，内膜小于 7 毫米时，应取消胚胎移植。在接下来的周期中，采用高剂量雌激素治疗，配合阴道给药，使内膜厚度大于 7 毫米时再行胚胎移植。有文献报道，使用低剂量的阿司匹林可改善子宫内膜血供，支持内膜发育，增加内膜厚度。

（4）调节母-胎免疫：胚胎种植与母胎免疫耐受有关。研究显示，种植失败的患者为着床期子宫内膜 NK（CD56$^+$）细胞比例显著升高，Th1/Th2 型细胞因子比例失调，偏向于促炎状态。因此，调节母胎免疫的一些方法正被尝试用于反复种植失败患者，如宫腔内灌注自体外周血单核细胞、人绒毛膜促性腺素（hCG），口服小剂量糖皮质激素、免疫调节剂环孢素等。但这些方法目前仍局限在个别中心，其疗效仍需要进一步观察。

（5）纠正高凝状态：对于血栓形成倾向和血栓前状态（抗磷脂抗体阳性、D-二聚体升高、血小板聚集度升高等），有研究显示，自移植日应用阿司匹林或低分子量肝素，可提高胚胎种植率和临床妊娠率，降低流产率。但前瞻性研究表明：对无凝血功能障碍者，使用抗凝治疗并没有显著疗效。

（6）恰当的黄体支持：在 IVF 超促排卵治疗周期中，多卵泡发育导致的雌激素水平显著高于自然周期排卵生理状态的，可能影响内膜的发育。黄体支持对内膜容受性至关重要，孕激素的使用剂量、时间及给药方式应该更多地考虑子宫内膜容受性的个体化特点。研究表明，孕激素不仅可以降低子宫收缩的频率，还具有免疫调节的潜在作用。

尽管如此，胚胎着床失败的发生并非单一因素所致，而是多因素交互影响的结果，而且有些因素尚未完全阐明，因此临床上通常会根据个人具体情况进行分析，进而制订下一步治疗方案。

（唐传玲）

○ 摘编自"好大夫在线"网 2016 年 5 月

— 专家简介 —

唐传玲

唐传玲，医学博士，同济大学附属第一妇婴保健院生殖中心副主任医师。擅长不孕不育诊治及各种辅助生殖技术，对反复种植失败和复发性流产的治疗有独到之处。

七、输卵管手术要慎重

一位年轻的女性患者，输卵管造影提示双侧输卵管阻塞，在某医院做了宫腹腔镜输卵管整形手术。虽然输卵管通畅了，术后备孕半年仍然未孕，结果男方精液检查为严重少、弱精子症，偶见数条精子，这种精液使女方自然怀孕的可能性极低，也就是说女方根本就没有必要去查输卵管，更没有必要做腹腔镜输卵管手术。

一位43岁的失独患者，曾行输卵管绝育术，为了再生育，在当地医院行输卵管复通手术。术后备孕迟迟未果，焦虑而伤心的夫妻求助于生殖中心门诊，经检查发现女方卵巢功能严重下降，抗苗勒氏管激素（AMH）仅0.03纳克/毫升。这种情况下，即使输卵管通畅，最合适的助孕方法也只有试管婴儿技术。

不孕症患者中相当一部分是因为输卵管病变来就诊的，有的患者在外院已经做过输卵管整形或疏通手术，甚至还吃中药、热敷等，最终还是没有怀孕，不得不求助于辅助生殖门诊。在门诊中，每天都会碰到"纠结于自己的输卵管"的患者，她们当中很多人做了多次输卵管手术，时间跨度好几年，最后年龄大了，盆腔粘连了，卵巢功能也不行了，连尝试试管婴儿技术的机会都很小了。

还有的患者，病急乱投医，连男方的精液检查都不做，一发现自己的输卵管粘连或通畅性不好，马上去做输卵管手术；手术后还继续促排卵好几个月，结果还是不怀孕，最终检查发现男方患有少、弱精子症。

输卵管通畅了，就能拾卵、运输受精卵了吗？非也！很多患者做了输卵管的宫、腹腔镜联合手术，或输卵管积水的造口手术，手术中医生也告知患者输卵管通畅了，男方精液检查也正常，但手术惦备孕仍然未孕。这是因为输卵管不仅仅是一条"机械通道"，同时还承担着重要而神奇的功能，比如输卵管伞端拾卵、输卵管黏膜纤毛运动、输卵管蠕动和节律性收缩输送卵子。输卵管峡部有收缩的逆蠕动的节段波，既有朝卵巢方向输送精子至壶腹部受精，又有将受精卵从壶腹部反向输送到子宫腔的双重功能。因此，以上任何一个部位的病变都有可能影响其相应的功能，从而导致输卵管性不孕。

下面几种情况，应慎重做输卵管手术。

（1）未检查男方精液或男方患有严重少、弱精子症者。

（2）曾行输卵管整形或介入疏通手术后，备孕 1 年仍未孕者。

（3）卵巢功能严重下降者。

（4）严重子宫内膜异位症、子宫腺肌病者。

（5）输卵管结核、结节性输卵管炎者。

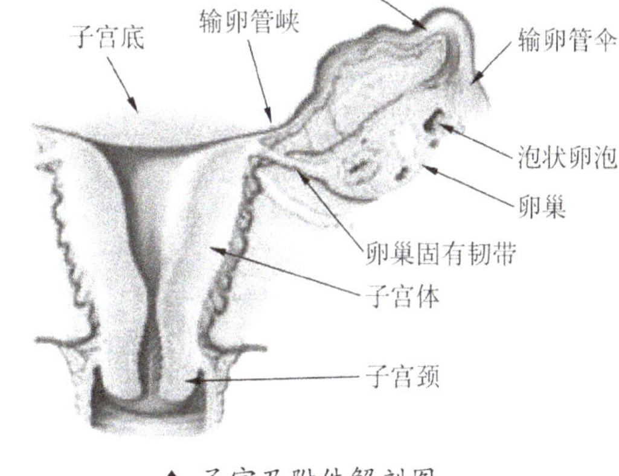

▲ 子宫及附件解剖图

（肖义涛　汪　云　匡延平）

—— 专家简介 ——

汪　云　匡延平

汪云，上海交通大学医学院附属第九人民医院辅助生殖科副主任医师、副教授、硕士研究生导师。在辅助生殖技术上有多项自创的独特方法，擅长诊治卵巢储备功能下降、反复体外受精-胚胎移植失败、子宫内膜异位症等疑难病。

匡延平，医学博士，上海交通大学医学院附属第九人民医院辅助生殖科主任、主任医师、博士研究生导师。上海市医学会生殖医学专科分会副主任委员，上海市中西医结合学会生殖医学专业委员会副主任委员。擅长不孕症的治疗，特别是采用试管婴儿技术治疗不孕症。

◀ "试管婴儿"
微信公众号

八、痛经影响生育该如何治疗

结婚 4 年，小刘夫妇还未生育，心情有些焦急，遂来生殖中心求诊。刘太太提及自己近几年痛经逐渐加重，经期也出现比以前延长的情况，而医生检查也发现她的子宫偏大，质地不均匀，靠近子宫内膜上段有不均质回声压迹影，考虑她可能有子宫腺肌病的情况，会影响她自然试孕和试管助孕的成功率。刘太太不解：痛经是育龄妇女常见的妇科症状，没有什么特效的治疗方式，一般认为生过孩子就好了，因此也没有想着特地上医院来看，怎么情况一下子就变得这么严重了呢？

痛经是最常见的妇科症状之一，在妇女中患病的约占 25％，青少年女性中约占 2/3,20 岁左右多发，随着年龄增长发病减少。有些人的症状于生育后减轻或消失，不同种族的患病率和发病率没有明显差别，多表现为行经前后或月经期出现下腹部疼痛、坠胀，伴有腰酸或其他不适，症状严重者可能影响生活质量。

痛经分为几类

痛经一般分为原发性和继发性两类。

原发性痛经是指在第一次来月经的时候就出现痛经，多发生在经前几小时或月经开始后，可持续 1～3 天，耻骨上部(小腹)痉挛性疼痛，伴腰酸，可出现恶心、呕吐、腹泻等症状，严重者甚至可能晕倒，一般 40 岁后症状明显减轻。原发性痛经的原因为子宫收缩异常，前列腺素或化学介质所致过敏反应等合成与释放过度，介导性疼痛，血管加压素及催产素的作用，收缩强度增加。

继发性痛经则指月经来潮数年后逐渐出现的痛经，一般在经前 1～2 周开始，持续到血止后几天才慢慢缓解，疼痛常呈现多样性，时为痉挛、绞痛，或钝痛、胀痛甚至剧烈刺痛。不会随着年纪的增长而减轻，反而逐渐加重。继发性痛经的原因多为病理性，包括子宫内膜异位症、子宫腺肌病。这两种病理情况一般见于生育年龄的妇女，总患病率为 10％～15％，近年有明显升高趋势，生育少或晚的女性发病率明显高于生育多者。痛经会对女性的生活质量产生不良影响，如因性交痛导致性生活不理想、因盆腔粘连导致不孕、因子宫腺肌病造成子宫容受性降低增加自然流产风险。

遇到痛经和不孕该怎么办

（1）药物治疗：短效避孕药可抑制排卵、使在位/异位内膜萎缩，减少经量；促性腺激素释放激素激动剂（GnRH-α）在发达国家常被使用，可有效抑制卵巢排卵，导致闭经，并出现更年期症状，停药后会缓解。药物治疗可缓解 90％以上的疼痛，联合手术治疗可降低病灶及疼痛的复发率，提高受孕率。

（2）手术治疗：当药物治疗后症状和局部病变严重、不好转，患有较大卵巢巧克力囊肿，有自己试孕愿望和希望改善助孕、促排取卵移植效果的患者，可以尝试腹腔镜手术。腹腔镜手术能明确诊断及临床分期、清除异位内膜病灶及囊肿、分离粘连及恢复正常解剖结构、直视下通液、缓解和治疗疼痛。

（3）试管助孕：卵巢内膜异位囊肿造成排卵障碍、输卵管或盆腔粘连、术后一年未孕或复发者，建议助孕；≥35 岁或卵巢功能减低倾向者，及早助孕。子宫内膜异位症和子宫腺肌病患者，更适合"两步法"助孕，即将获得胚胎全部冷冻保存，经药物闭经改善体内及子宫种植条件后再移植。

（冯　云）

—— 专家简介 ——

冯　云

冯云，上海交通大学医学院附属瑞金医院生殖医学中心主任医师。中华医学会生殖医学分会第四届委员会副主任委员、管理与伦理学组组长、临床学组委员，上海市医学会生殖医学专科分会前任主任委员。擅长妇科及生殖内分泌疾病的诊治及辅助生殖技术。

九、宫腔粘连对女性生殖健康的危害及其诊疗方法

　　宫腔粘连,顾名思义是指各种原因引起子宫壁间相互粘连和宫颈管、宫腔局部或完全闭塞。1948 年,阿谢曼(Asherman)首先系统全面地阐述了宫腔粘连的病因、病理、临床表现、诊断及治疗等,并提出了内膜损伤和粘连形成与月经改变、周期性下腹痛及生育相关问题密切相关,并以其名字命名为阿谢曼综合征(子宫腔粘连综合征)。

宫腔粘连是怎么发生的

　　引起宫腔粘连最为常见的原因是各种流产或产后出血刮宫等导致的子宫内膜基底层损伤。有研究者报道了一项宫腔粘连的多中心研究结果：各类刮宫术后引起的宫腔粘连占所有发生宫腔粘连病例的 75％。胚胎停止发育而行清宫者更容易发生宫腔粘连。有研究显示,稽留流产刮宫术后高达 31％的患者会发生宫腔粘连,而且重度宫腔粘连的发生率高。稽留流产的妊娠组织附着紧密,致使清宫时内膜更易受损,且残留的组织在内膜修复前促进纤维化形成,使术后修复受阻。此外,宫腔粘连的发生率还与刮宫次数密切相关。有报道称,反复流产的患者,其宫腔粘连的发生率可高达 39％。

宫腔粘连后会引起什么样的后果

　　宫腔粘连产生后,育龄妇女最常出现的不良反应为月经量的异常改变,主要表现为月经量的减少,甚至有些妇女在清宫术后出现闭经现象。月经量的减少程度与宫腔粘连的部位和程度密切相关,宫腔粘连程度越重,出现月经减少的程度也越重。除了月经减少外,还有一部分宫腔粘连的妇女还会出现慢性腹痛等不适,这种腹痛主要表现为经期腹痛且伴随月经量的变化。除了月经量的减少和经期腹痛外,宫腔粘连对育龄妇女生殖健康的最大的不良影响就是宫腔粘连可能导致患者不孕。宫腔粘连患者的子宫内膜变得菲薄、子宫内膜血供减少、内膜沙化(纤维化)以及因粘连带形成导致宫腔容积减小等因素,都可导致子宫内膜对胚胎的容受性明显降低,从而导致患者不容易受孕或者受孕后容易发生流产。

宫腔粘连的诊断与治疗

诊断宫腔粘连主要的辅助诊断方法有超声和宫腔镜检查。经阴道超声检查是诊断宫腔粘连的最常用的辅助检查方法，具有花费小、无创伤性、操作简单的优点。超声影像下如果发现有宫腔积液、内膜薄，或者内膜线中断时，可怀疑宫腔粘连。

虽然经阴道超声检查是诊断宫腔粘连的最常用的辅助检查方法，但仅凭经阴道超声诊断宫腔粘连的准确率也不高，其检出率最高也只有 52%。最近，随着三维超声技术的发展，其在诊断宫腔粘连的价值可能会更高一些。宫腔镜检查是通过一种特制的内窥镜，经宫颈管直接进入宫腔探查宫腔情况的一项微创技术，具有放大、直观、更精确的优点。宫腔镜下如果见到宫腔形态异常、宫壁间粘连带呈膜状、条索状或蛛网状覆盖，或宫角部消失、双侧输卵管开口不能窥见，即可确诊为宫腔粘连。

宫腔镜检查不仅能对粘连部位、范围做出诊断，还能对粘连的组织类型和程度做出推断，为手术难易的估计、术后用药及预后判断提供了依据。因此，宫腔镜才是诊断宫腔粘连的金标准。

宫腔粘连并不会威胁患者的生命，有时甚至没有任何症状，因此宫腔粘连的治疗应该是有选择性的。对于有症状的宫腔粘连，包括腹痛、月经异常，特别是不孕症或反复流产史的患者，需考虑治疗。在宫腔镜技术问世以前，对宫腔粘连的治疗手段有限，曾有过期待治疗、宫颈管探查和诊断性刮宫治疗的方法，但因疗效不佳，基本被弃用。目前普遍认为宫腔镜下宫腔粘连分解术是治疗宫腔粘连标准方法。治疗宫腔粘连的首要目的是恢复宫腔正常形态，其次为改善月经、提高生育力并预防宫腔粘连复发。经宫腔镜下宫腔粘连分解术后，大多数闭经患者可恢复月经。从不同的资料报道的情况来看，患者术后月经量恢复正常的概率为 92%～96%，妊娠率可达 60%。

（谢晖亮）

—— 专家简介 ——

谢晖亮

谢晖亮，上海交通大学医学院附属仁济医院生殖医学中心副主任医师。擅长各类妇科微创手术，尤其专长宫腔镜和腹腔镜下生殖微创手术。对子宫肌瘤、卵巢囊肿、输卵管性不孕不育的腹腔镜治疗和各种宫腔病变，如宫腔粘连、子宫内膜息肉、黏膜下肌瘤、子宫纵隔等的诊治积累了丰富的临床经验。

十、多囊卵巢综合征的诊断标准和治疗手段

多囊卵巢综合征(PCOS)是育龄期妇女最常见的内分泌和代谢紊乱性疾病，是引起无排卵性不孕的主要原因，一般认为它与遗传、胰岛素抵抗、下丘脑-垂体-卵巢轴功能异常、肾上腺功能紊乱、代谢异常等因素有关。其病因复杂，环境和基因的改变均与此病有关。大量的研究表明：卵巢类固醇激素生成和卵泡发育的异常起到关键性的作用。促性腺素释放素快速释放、高黄体生成素(LH)和低促卵泡激素(FSH)也与之相关，高 LH 和低 FSH 将会导致卵巢大量雄激素生成和卵巢无排卵。PCOS 的临床表现为月经异常、不孕、高雄激素血征、卵巢多囊样表现等，同时可伴有肥胖、胰岛素抵抗、血脂异常等代谢异常，成为 2 型糖尿病、心脑血管疾病和子宫内膜癌发病的高危因素，严重影响患者的生活质量。

如何诊断多囊卵巢综合征

既然 PCOS 这么严重，那到底怎么诊断它？目前公认的是鹿特丹(Rotterdam)标准，该标准规定该疾病应该存在排卵功能障碍、雄激素过多症的临床表现，或生化体征和多囊卵巢这三种症状中的 2 种(或以上)特征。

雄激素过多的临床表现是多毛，以阴毛、腋毛浓密为主，还可分布于上唇、下颌、胸、背、小腹正中部、大腿上部两侧，通过检测血清内雄激素水平来判断患者是否有雄激素升高。部分专家认为雄激素过多症是诊断 PCOS 的必须指标，因为高雄激素血症是引起全身代谢异常的主要因素。与雄激素过多症表现的患者相比，只有排卵功能障碍和多囊卵巢的患者有更低的心脏代谢异常疾病。

排卵功能障碍典型的临床表现是月经周期异常，月经周期多为小于 21 天或大于 35 天。但是对于雄激素过多症患者，21～35 天的月经周期并不代表其排卵正常，同时有雄激素过多症和正常月经周期的妇女仍有 15％～40％患有排卵功能障碍。

B 超检测到一侧卵巢内有 12 个甚至更多的窦状卵泡(直径为 2～9 毫米)或(和)卵巢体积大于 10 毫升可诊断为多囊卵巢。但对于青春期女性，其还没有建立规则的月经周期(初潮后经 2～4 年建立规律性周期性排卵)，并且正常青春期

女性亦会出现雄激素过多症等，因此专家建议，在正常规律性排卵建立期的青春期使用现有 PCOS 诊断标准是不恰当的。

多囊卵巢综合征该怎么治疗

PCOS 的治疗方法应根据患者的突出临床表现、年龄及是否有生育要求等而给予不同的、个体化的治疗方案。

（1）加强锻炼，减轻体重：这是一项非常经济且有效的治疗方法。它能纠正由于肥胖而加剧的内分泌代谢紊乱，减轻胰岛素抵抗和高胰岛素血症，同时使游离雄激素水平下降。减轻体重可使部分肥胖型 PCOS 者恢复排卵，并可预防 2 型糖尿病及心血管疾病的发生。

（2）药物治疗：规范的药物治疗对于 PCOS 患者来说是必须的，若不及时治疗，该疾病的近、远期并发症对身体的影响很可能远远超过所用药物的风险，当然，前提是在有资质的医生那里经过充分的评估后给出合理有效的治疗方案。

抗高雄激素治疗推荐的首选用药是口服短效避孕药。现在的口服避孕药有很多种，而炔雌醇环丙孕酮片（达英-35）是其中降低雄激素最有效的一种，因此使用最为广泛。

治疗胰岛素抵抗的常用药物有二甲双胍（格华止），能改善胰岛素敏感性，降低胰岛素水平，帮助恢复月经与排卵。这虽然是一种治疗糖尿病的常用药物，但不会降低正常人的血糖，更不会导致低血糖，因此患者可以放心服用。

如果患者有妊娠要求，那么促排卵也是常用的治疗方法之一。促排卵期间常常用来曲唑、氯米芬等多种药物帮助卵泡发育和排出。考虑到这一过程中可能出现卵巢过度刺激综合征等并发症，建议患者一定要到能够监测卵泡和性激素水平的正规医疗机构、找有资质的医生就诊，不可擅自服用促排卵药物。

（3）体外受精胚胎移植术是目前非常有效的不孕症治疗方法。

总之，PCOS 不是一种疾病，是一种综合征或者说是一种状态。它无法彻底治愈，调节月经、成功怀孕、预防并发症是 PCOS 治疗的目标。

（高晓红）

— **专家简介** —

高晓红

高晓红，上海交通大学附属第一人民医院生殖医学中心副主任。擅长不孕症的诊断和治疗，包括不明原因不孕、男女双方因素不育、子宫内膜异位症、生殖内分泌失调、多囊卵巢综合征等引起的不孕的治疗。

十一、B超没发现"多囊"，也可能是多囊卵巢综合征

赵女士今年 26 岁，3 年前开始月经推迟，有时候 40 天来 1 次，最长半年才来 1 次。她曾在多家医院就诊，第一次就诊时提示睾酮偏高，B超提示双侧卵巢见 10 余个小卵泡（多囊卵巢），医生诊断为多囊卵巢综合征（PCOS），开了 3 个月的口服避孕药，每月口服 21 天。服药期间，月经每个月按时来，赵女士很高兴，以为病治好了。随后她没有再继续吃药，但月经又开始慢慢紊乱，经常推迟或不来。赵女士转看中医，B超检查没有多囊卵巢，睾酮也正常，因此医生诊断不是 PCOS。服用中药的半年里，月经会每个月按时来，药一停，月经又开始不来了。

很苦恼的赵女士换了家医院，又开始看西医。B超又发现卵巢见 10 余个小卵泡，医生诊断为 PCOS，给予黄体酮治疗。转眼半年过去了，依旧是吃药月经就按时来，不吃就开始推迟和不来。赵女士一脸无奈，到底是不是 PCOS？ 如果不是，那到底是什么疾病呢？ 月经还能恢复正常吗？

按照鹿特丹诊断标准，确诊 PCOS 应该符合：①稀发排卵或无排卵；②高雄激素的临床表现和（或）高雄激素血症；③超声见卵巢多囊样改变（一侧或双侧卵巢直径 2～9 毫米的卵泡≥12 个，卵巢体积≥10 毫升）；④上述 3 条中符合任意 2 条，并排除其他高雄激素病因，如先天性肾上腺皮质增生、库欣综合征、分泌雄激素的肿瘤等。

PCOS 是一种以高雄激素血症、排卵障碍、多囊卵巢为主要特征的非常常见的生殖内分泌疾病。PCOS 在青春期及育龄妇女中发生率为 5%～10%，无排卵

性不孕妇女中约为 75％，多毛妇女中可高达 85％。

　　PCOS 很早就被人们认识，但关于其发病病因、发病机制等许多问题至今不是十分清楚。其临床表现为月经失调(月经稀发或闭经)，不孕，多毛面部、乳周、下腹部多毛，腋毛、阴毛等增多、增粗)，痤疮(主要分布在面部、胸部、背部等皮脂腺丰富的部位)，肥胖(40％～60％的患者伴有肥胖)，内分泌改变(卵泡刺激素、黄体生成激素异常)，卵巢增大，B超检查可见一侧或双侧卵巢直径2～9毫米的卵泡≥12个和(或)卵巢体积≥10毫升。

　　PCOS 的治疗主要为以下几点。

　　(1) 一般治疗：生活规律、早睡早起、加强锻炼、多运动、戒烟酒等不良生活习惯，超重和肥胖者需要降低体重。减肥和控制体重主要靠节食，平时多吃素，不吃油炸、巧克力、大鱼大肉等食品。多喝白开水，不喝饮料，不吃零食。

　　(2) 调整月经周期：PCOS 要靠药物调整月经周期，保护子宫内膜，防止子宫内膜过度增生和癌变等。可以采用孕激素后半周期疗法、口服避孕药。

　　(3) 多毛、痤疮及高雄激素治疗：药物有炔雌醇环丙孕酮片(达英 - 35)、屈螺酮炔雌醇片(优思明)、螺内酯、地塞米松等。

　　(4) 胰岛素抵抗：降低体重和运动有减轻胰岛素抵抗的作用，严重的胰岛素抵抗可以配合二甲双胍、罗格列酮等药物。

　　(5) 有生育要求者，需要促排卵：PCOS 因为是卵泡不生长或稀发排卵，一般很难自然怀孕。如果有生育要求，需要采用氯米芬、来曲唑、人类绝经期促性腺激素(HMG)等药物进行促排卵，帮助卵泡生长和成熟，从而达到怀孕的目的。药物促排卵效果不良者，可以选用体外受精胚胎移植术(IVF-ET)或腹腔镜下卵巢打孔术。

(洪　岭)

○ 摘编自《健康博览》2016 年 1 月

—— 专家简介 ——

洪　岭

　　洪岭，医学博士，同济大学附属第一妇婴保健院生殖医学中心副主任医师，同济大学医学院讲师。擅长不孕不育、试管婴儿、人工授精和月经失调、功能失调性子宫出血、闭经、多囊卵巢综合征等生殖内分泌疾病的诊治。

十二、别让输卵管积水成为怀孕路上的"绊脚石"

输卵管积水多因流产(人工流产、自然流产、药物流产等)、不洁性交等所致的盆腔感染而引起,或由邻近脏器的炎症扩散而引起(如阑尾炎,腹膜炎等),亦可由宫内节育器的长期刺激继发慢性输卵管炎所引起。炎症刺激使输卵管变硬、管腔粘连、狭窄,故黏膜细胞的分泌液无法顺利排出而积于管腔中,使输卵管肿胀,而伞端可部分或完全闭锁,并与周围组织粘连。输卵管伞端粘连、闭锁,会影响输卵管的拾卵功能,而输卵管积水往往会破坏输卵管黏膜,影响其输送精子、卵子的功能,从而引发不孕症。严重的输卵管积水甚至可使输卵管正常功能完全丧失。

输卵管积水患者往往有慢性盆腔炎表现,如慢性盆腔痛、下坠感、腰酸等,接近排卵期时阴道排液增多(水样白带),并多伴有不孕症。

输卵管积水常用的检查有以下 3 种。

(1)输卵管造影:是确诊输卵管积水最可靠、最简便的方法。造影表现为输卵管全程显影,伞端增粗扩张,无或仅有部分造影剂自输卵管伞端弥散入盆腔,延迟片可见造影剂残留于输卵管伞端,严重者如腊肠样。

(2)超声:严重的输卵管积水能在超声图像上检测到,表现为卵巢旁出现异常回声,一般呈无回声或低回声或点状回声,其中以长条形无回声的液性暗区居多。

(3)腹腔镜:可直接确诊输卵管积水并进行处理。在腹腔镜下可直接看到输卵管积水肿胀,并可根据伞端和周围的粘连情况来判定输卵管的功能,由此决定手术方式(输卵管造口整形或截断术)。但因费用昂贵,一般不作为首选检查,多在造影确诊后治疗

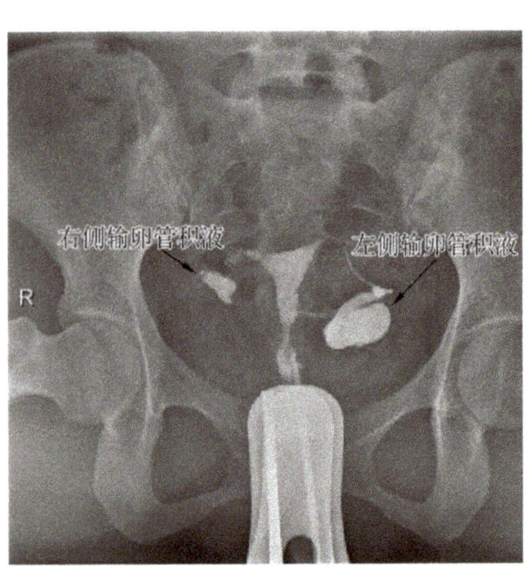

▲ 双侧输卵管积液

时应用。

严重的输卵管积水会造成什么危害？第一，输卵管积水影响输卵管伞端拾卵功能，影响卵子、精子输送，引起不孕症。第二，输卵管积水影响胚胎着床，输卵管积水无法顺利从输卵管伞端流出，转而流至宫腔，干扰胚胎与子宫内膜的接触；输卵管积水中的微生物、炎性物质进入宫腔，造成子宫内膜损伤，对胚胎着床有不良影响。研究发现，输卵管积水患者种植窗期子宫内膜的某些基因、蛋白的表达出现异常，从而影响子宫内膜容受性，影响胚胎着床。第三，来自输卵管积水的炎性物质流入宫腔，阻碍宫腔的胚胎发育，减弱其着床能力，降低胚胎种植率及妊娠率。

治疗方面，输卵管积水患者如无明显症状也无生育要求，可观察随诊，无需治疗；如果有生育要求，且伴有不孕病史，则建议积极治疗。轻度积水可尝试抗炎结合中医灌肠等保守方法，对于严重的输卵管积水，手术治疗仍是最佳选择。传统的手术方式为开腹，或腹腔镜下输卵管伞端造口术、输卵管开窗术、盆腔粘连松解术，尽量恢复输卵管解剖结构及其功能，希望能有助于自然受孕。

随着医学技术的发展，辅助生殖技术已被越来越多的人所接受，传统手术后积极试孕半年至一年仍未受孕者可进行体外受精胚胎移植术（IVF-ET），即试管婴儿治疗。输卵管积水严重无法恢复解剖结构者、传统手术后输卵管积水复发者、输卵管严重积水阻塞而放弃自然试孕者都可行 IVF-ET 治疗，但介于输卵管积水对子宫内膜容受性的不良影响及对胚胎的不良反应会降低胚胎着床率、影响妊娠成功率，一般建议先行腹腔镜下输卵管截断术或 X 线下输卵管栓塞术，再行试管婴儿治疗。

（李昆明　池丰丽）

○ 摘编自"一妇婴试管婴儿"微信公众号

—— 专家简介 ——

李昆明

李昆明，同济大学附属第一妇婴保健院生殖中心主任医师、副教授、博士研究生导师。擅长妇科内分泌疾病的治疗、不孕症及辅助生殖技术，在人工授精、试管婴儿等辅助生殖技术的用药及手术操作方面经验丰富。

十三、高龄不孕女性的助孕方法选择

二孩政策全面放开后，诸多有需求的高龄女性欢呼雀跃，"孕心"萌动，生殖门诊也因此迎来了咨询、治疗的"高龄潮"。然而，随着年龄的增长，女性生育力呈现出一个由盛至衰的过程。

临床上通常将年龄＞35 岁的不孕女性称为高龄患者。据统计，34 岁以上女性不孕发生率为 11％，39 岁以上为 33％，45 岁以上则基本不会再生育。因此，对于高龄"备孕妈妈"，如何抓住"生育期的尾巴"，便成为"重中之重"。那么，针对高龄不孕女性患者，可以采用哪些助孕方法治疗呢？下面介绍几种常用的助孕策略。

（1）自然试孕半年：加拿大妇产科医师协会、美国生殖医学协会推荐及国内生殖内分泌学界共识：高龄女性自然试孕超过 6 个月未孕，建议进行不孕症相关检查，一旦明确存在不孕因素，需要及时进行助孕治疗。

（2）温和促排卵治疗：对于月经周期不规则，或自然状态下超声监测无排卵患者，予口服药物（如氯米芬，来曲唑），或肌内注射低剂量卵泡刺激素（如尿促性素或促卵泡素），或口服和肌内注射药物联合使用，并指导同房，以 3～6 个周期治疗为宜。

（3）宫腔内人工授精（IUI）：如果女方年龄＜40 岁且卵巢储备评估尚可，可先试行促排卵，指导同房或促排卵后 IUI 治疗 3 个周期，若未孕则行 IVF；如果患者卵巢储备评估较差，可直接考虑行试管婴儿助孕治疗。

（4）体外受精胚胎移植术（IVF-ET，试管婴儿）：对于年龄＞40 岁的女性，因生育力已接近衰竭阶段，推荐直接行 IVF-ET 助孕治疗。针对高龄女性的 IVF 助孕方案，目前尚无公认的"金标准"，建议高龄有生育要求的女性到正规辅助生殖机构进行严格评估，制订个体化助孕方案。常用助孕方案有短方案、拮抗剂方案、微刺激方案、黄体期促排卵方案、自然周期取卵等。不同的促排卵方案之间没有绝对优劣，方案的选择需要综合考虑患者年龄、卵巢储备功能、既往试管婴儿治疗情况、患者经济条件、主观意愿等多种因素，并充分告知各种风险。

（5）植入前遗传学筛查（PGS）：由于高龄夫妇卵子及精子质量下降，易导致胚胎染色体异常，表现为着床失败或流产。因此对于高龄患者进行 PGS，旨在选择染色体正常胚胎进行移植，改善其妊娠结局。目前国内 PGS 的应用尚存在争议，一方面，高龄女性可利用的胚胎少且检测成本高；另一方面，PGS 的有效性与安全性有待证实，存在误诊风险，也可能造成不必要的胚胎损伤。

（6）赠卵治疗：赠卵助孕治疗是目前解决高龄女性不孕最有效的措施。但受个人观念的影响，供卵者极少，目前国内尚缺乏规范化的卵子库，因此远不能满足临床需求。

（7）卵巢功能调理：高龄女性可通过饮食、适量运动而减少能量摄入及降低体量，可能改善生育结局，并且在备孕过程中尽量保持平和放松的心情。也可遵医嘱采用辅助用药，如生长激素(GH)、抗氧化剂。抗氧化剂包括复合维生素片、褪黑素、己酮可可碱、泛癸利酮(辅酶 Q_{10})等，其中泛癸利酮是主要细胞抗氧化剂，可促进卵母细胞排卵，增加卵母细胞线粒体腺苷三磷酸(ATP)产生，减少活性氧水平，降低非整倍体胚胎发生率。随年龄增加，其水平逐渐减低，但补充泛癸利酮能否改善高龄女性妊娠结局，目前尚无定论。

随年龄增长，女性血清脱氢表雄酮(DHEA)的浓度逐渐降低。有研究认为：高龄患者试管治疗前补充 DHEA 治疗后可能提高临床妊娠和活产率，改善妊娠结局。此外，高龄患者常出现卵泡提早募集，早卵泡期甚至黄体晚期出现优势卵泡，影响后续的促排。如果在前一周期口服避孕药，或黄体期添加雌激素至月经来潮，可使卵巢反应性提高，有利于卵泡同步发育，且不影响卵巢对外源性卵泡刺激素的反应。

（王炎秋　韦　慧）

── 专家简介 ──

王炎秋

王炎秋，同济大学附属同济医院生殖医学中心妇产科副主任医师、博士（后）、副教授。上海市医学会生殖医学专科分会青年委员。擅长试管婴儿、胚胎的植入等技术，以及诊治免疫性不孕不育、多囊卵巢综合征等妇科内分泌失调性不孕。

十四、不育夫妇获得"定制宝宝"的最佳方式——选择性单囊胚移植

很多不育夫妇都抱着一次性成功的急切心情，甚至想一下子就生对双胞胎，而要求多移植几个胚胎。殊不知为了提高妊娠率而进行多胚胎移植，多胎妊娠的概率明显增加，但相应的产科和新生儿科的并发症也会增多，增加了患者家庭及社会的负担。

多胎妊娠对母亲及新生儿的影响

母体多胎妊娠的并发症(如妊娠期心脏病、羊水栓塞、妊娠高血压综合征、妊娠糖尿病和产后出血)发生率明显增高，严重者甚至会危及母亲的生命。

对于新生儿而言，双胎的低体重儿概率比单胎高 8 倍，双胎的死胎率比单胎高 5 倍，新生儿的病死率比单胎高 7 倍，双胎婴儿出现脑瘫的概率比单胎高 4 倍。因此，为了降低多胎妊娠的发生，提高优生优育的水平，最好的方法是一次只移植一个胚胎。

最佳的平衡点：选择性单囊胚移植

有没有既不影响妊娠率，又可以减少多胎并发症的好办法？目前，辅助生殖的专家正在寻求最佳的平衡点。

囊胚移植是指取卵后，经过体外受精，直接将胚胎体外培养至第 5～6 天(即囊胚阶段)，再进行移植。研究表明，囊胚移植的成功率要比第 3 天胚胎移植的成功率高 20％～30％。囊胚培养要求条件高，只有质量好的胚胎才能发育至囊胚期，质量差的胚胎在培养至囊胚期的过程中可因自身发育异常被自然淘汰掉，这是个优胜劣汰的过程。如胚胎发育潜力差，可能会停止发育，停滞于第 3 天的阶段。

因此，用第 3 天胚胎(8 细胞期)形态来衡量胚胎的发育潜能无法做到足够科学性和准确性，在这个时期，移植胚胎的后期发育潜力还很难预料。而且第 3 天的胚胎到达宫腔时，其发育状态早于自然妊娠时子宫内膜接受的胚胎。

体外培养时，如胚胎能逾越 8 细胞期的发育阻滞而成为囊胚，则成为更具有

生命力的胚胎。经筛选发育至囊胚的胚胎通常质量较好，移植成功率也高。另外，囊胚培养使得胚胎与子宫内膜的发育更同步，更符合生殖生理的自然环境，减少了母、胎相互间某些不利因素的影响，具有较高的着床和妊娠潜力。

选择性单囊胚移植是出于成功率及子代与母亲安全性考虑的最佳平衡点，也是未来试管婴儿技术发展的必然趋势。

（伏　静）

○ 摘编自"集爱遗传与不育诊疗中心"微信公众号 2016 年 4 月 27 日

十五、取卵手术到底痛不痛

在门诊，患者经常会问："医生，取卵手术到底痛还是不痛啊？为什么有的病友说没什么感觉、有些酸胀，有的病友说稍微有些痛、能忍受，还有病友却说非常痛、痛得死去活来……"那么，取卵手术到底痛还是不痛呢？

体外受精胚胎移植术（IVF-ET）就是通常所说的试管婴儿，简单来说就是把卵子取到体外，与精子放在一起进行体外受精，胚胎体外培养 2～6 天后，把胚胎移植到子宫腔内的过程。IVF-ET 主要包括促排卵、取卵、体外受精、胚胎移植等过程，所有过程均在门诊完成，无需住院，移植后可以正常活动和工作，基本上没有痛苦。最难忍或稍微有些疼痛的过程是取卵手术。

IVF-ET 初期，取卵手术是在腹腔镜下完成的，取卵需要在腹腔镜直视下对卵巢进行卵泡抽吸术。腹腔镜是需要全身麻醉和住院的一种手术，手术时可能会遇到盆腔粘连、出血等风险，是目前已过时的一种方法。随着超声技术的迅速发展，1981 年，楞次（Lenz）等人开始了经腹部超声引导下经膀胱取卵术（经皮-腹腔-膀胱），这种方法避免了腹腔镜要求的全身麻醉及可能引起的手术并发症。但这种方法必须穿过膀胱，不但容易引起血尿，很多患者也会感到相当疼痛，尤其是针尖穿过膀胱壁时。后续又出现了在腹部超声引导下经阴道取卵、经尿道取卵的方法。随着阴道超声探头的发现，取卵术有了重大突破，1985 年威克兰（Wikland）等开始了经阴道超声引导下取卵术，这种方式最简单、最准确、最易被患者接受，一直延续使用到今天。

取卵手术损伤小、操作比较简单、可在门诊完成、疼痛度不大。至于是否需要麻醉、采用何种麻醉，每家医院的观点和方法不大相同。常用的方法有：①静脉麻醉。静脉注入丙泊酚等药物，使患者处于无意识的睡眠状态，达到无痛麻醉效果。这种麻醉方法虽然可以达到无痛，但静脉麻醉对呼吸、循环系统有抑制作用，大剂量快速注药可引起血压降低、呼吸变浅甚至呼吸暂停等风险。②肌内注射哌替啶（度冷丁）。取卵前肌内注射 1 支哌替啶，患者仍然是清醒的，但可以起到减轻疼痛的作用。哌替啶属于阿片类药物，作用于中枢神经系统产生镇痛作用，但常有恶心、头晕、呕吐等不良反应，偶见皮肤瘙痒、呼吸抑制等情况。③局部麻醉。经阴道将局部麻醉药利多卡因注射在宫颈旁。局部麻醉药渗透性强、弥散起效快、对心脏的影响较小、不良反应少，利多卡因没有与卵泡及卵子直接接触，因而对卵子质量及后期的受精、胚胎发育等没有影响，不影响 IVF-ET 成功率。很多医院目前都是采用这种方法进行镇痛。④无麻醉：有些医院取卵时未使用任何麻醉镇痛药物，患者也能忍受和坚持下来。

大多数生殖医学中心的取卵术，是采用上述局部麻醉的方法。绝大多数患者反映取卵时的疼痛程度是可以忍受的，主要感觉是下腹部酸胀或轻微胀痛、刺痛等，类似做输卵管造影检查的疼痛程度。有些人的卵泡数目比较多或卵巢位置不好(比如卵巢被子宫、膀胱遮盖，穿刺针需要穿过子宫或膀胱才能进入卵巢)，还因为每个人对疼痛忍受程度不一样，对疼痛敏感者可能就会觉得比较痛。还有些患者反映取卵手术本身并不痛，而在用窥器进行阴道消毒和冲洗的过程中比较痛，因为窥器要把阴道撑开并左右转动，所以许多人感觉阴道消毒冲洗的过程比取卵时更痛。

取卵手术没有那么痛。取过卵之后，许多人才发现原来取卵没有传说中的那么可怕！

（洪　岭）

○ 摘编自《健康博览》2016 年 5 月

十六、人工授精——历史悠久的助孕技术

人工授精是指通过非性交方式将精液放入女性生殖道内，以达到受孕目的的一种技术。

人工授精历史悠久，早在 1790 年，约翰·亨特(John Hunter)为严重尿道下裂的患者实行夫精人工授精取得成功；1844 年，威廉·潘克斯特(William Pancoast)报道第一例供精人工授精获得成功；1954 年，邦奇(Bunge)实行首例冷冻精子人工授精成功。在我国，首例冷冻精子人工授精、夫精人工授精分别于 1983 年、1984 年获得成功，至今 30 多年来发展迅速。

人工授精治疗可以帮助哪些不育夫妇呢？夫精人工授精适合男性因性功能障碍、生殖器畸形及心理因素等导致性交不能和少精、弱精、精液液化异常等导致不育；女性因宫颈黏液分泌异常、生殖道畸形及心理因素导致性交不能而不育；还有免疫性不孕和原因不明不孕经指导同房半年未受孕者。供精人工授精适合无精子症、死精症；严重少、弱、畸形精子症及梗阻性无精，放弃行卵质内单精子注射；男方或家族有不宜生育的严重遗传病；母儿血型不合，不能得到存活新生儿。

不育夫妇第一次就诊时，夫妇双方应尽可能到场，准备好可能被询问的问题，如性生活史、月经史、婚育史、既往疾病和治疗史等。医生了解完病史，对患者进行包括身高、体重、营养状况、第二性征、全身毛发分布、内外生殖器的仔细检查后，患者根据具体情况可能还需做如下检查：女方做 B 超了解子宫、卵巢等盆腔内生殖器官形态和功能状况、内分泌检查、排卵功能监测、输卵管通畅度检查、子宫着床条件评估等；男方禁欲 3～7 天采精(主要为手淫法)，确认有无精液异常导致不育。

经上述详细检查符合人工授精治疗适应证并知情同意后，还需检查排除遗传病、传染病、性传播疾病、急性泌尿生殖道感染，方可接受人工授精手术治疗。夫精人工授精与供精人工授精在技术上基本相同。

人工授精的主要步骤为女方自然周期或促排卵周期监测卵泡发育。促排卵即在月经早期女方口服或注射帮助排卵的药物，同时 B 超监测卵泡生长状况，在

医生指导下调整用药直至卵泡成熟。排卵前后将经洗涤处理过的精液通过导管注入宫腔内，行宫腔内人工授精。精液处理主要为去除精浆及精液中的死精子、白细胞、抗体等成分，选出质量好的精子。男方在收集精液前应禁欲 3～7 天，节制抽烟、饮酒及避免有可能伤害精子的药物。借精者精液来自精子库中的冷冻精液。术后建议使用孕激素（黄体酮）保胎，术后 15 天查血人绒毛膜促性腺素（hCG），确定是否妊娠，妊娠者继续黄体支持。成功的宫腔内人工授精平均需 2～4 个月经周期，故宫腔内人工授精至少进行 3 个周期。经 3 个周期失败后，才考虑做体外受精胚胎移植术。

人工授精的成功率取决于以下几个因素：第一是不育的原因，有良好的精子计数和活动力但不能性交的男性，其人工授精成功的机会明显高于精子有异常的男性；第二，女方的年龄因素也起着重要作用，如果女方超过 35 岁，其怀孕概率显著降低；第三，排卵的可预见性也很重要，月经越规律，怀孕的成功率越高；第四，子宫内膜异位症、盆腔感染史、输卵管疾病会降低成功率，但既往曾怀孕者成功率较高。一般在每个月经周期进行的人工授精中，夫精人工授精周期成功率约为 15%，供精人工授精周期成功率约为 25%。

人工授精妊娠率较低，为增加成功概率，有时联合促排卵治疗，当出现多个卵泡发育后，可能出现多胞胎的情况。对于三胎及以上者，必须进行减胎术。此外，由于供精人工授精涉及后代的安全问题，因此精子库的质量和管理至关重要。除了严格筛选供精者外，还要严格控制供精者受孕的后代数。目前我国的供精者检查项目已增至 20 余项，最大限度地减少了异常供精者，并控制一个供精者最多只能使 5 位借精妇女受孕，这样后代结婚的可能性微乎其微，以后通过各精子库的联网管理，会更规范、更安全。

总之，200 余年的应用历史已经证明，作为本质上属于"体内受精"的自然受孕技术，人工授精拥有方法简便、安全有效、无痛苦、费用低廉等优势，因此仍然是值得广泛应用的助孕技术。

（高敏芝）

—— 专家简介 ——

高敏芝

高敏芝，上海交通大学医学院附属仁济医院生殖医学科副主任医师、博士、硕士研究生导师。上海市医学会生殖医学专科分会青年委员会副主任委员。

十七、人工授精 VS 试管婴儿：怎么选

很多人会把人工授精和试管婴儿混为一谈。其实，无论是人工授精还是试管婴儿，都不是可以随意选择的，必须符合一定的医学指征才能进行。

人工授精是指在女方排卵期内，用人工的方式把处理后的精液注入女方的生殖道内，帮助其妊娠。它分为以下两种。

（1）夫精人工授精（AIH）：即用丈夫的精液进行人工授精，适用于男性因少精、弱精、精液液化异常、性功能障碍（如勃起功能障碍、早泄、逆向射精等）、生殖器畸形等不育；女性因宫颈因素不育；生殖道畸形及心理因素导致性交不能等不育；以及免疫性不育等。

（2）供精人工授精（AID）：即用供精者的精液进行人工授精，适用于不可逆的无精子症、严重的少精子症、弱精子症和畸形精子症；输精管复通失败；射精障碍等。

两种人工授精的前提都是女方输卵管通畅并且排卵正常，因此，在进行人工授精之前，都需要女方提供子宫输卵管碘油造影报告和内分泌检查报告。若女方的输卵管通而不畅，可以采取宫腔镜下通液的治疗手段，使得输卵管畅通。但是，如果治疗后输卵管仍不通畅，则建议夫妇选择试管婴儿技术。

试管婴儿技术即体外受精胚胎移植术，是分别从夫妻双方体内取出卵子和精子后，由胚胎学家在实验室里使精子和卵子受精，把受精后的卵子先放在体外培养，发育成胚胎后再移植到女性的子宫内。

做人工授精还是试管婴儿，取决于女方的输卵管是否畅通。而两者最根本的区别是：前者的受精场所在体内，后者的受精场所在体外。

人工授精不适宜输卵管条件很差的女性，以及严重少、弱精子症和遗传性疾病患者、处于传染性疾病急性期的患者（如乙肝发作期）。这些患者建议考虑做试管婴儿，但处于传染性疾病急性期的患者也不适合做试管婴儿，应等待病情稳定后，再进行下一步治疗。

人工授精的成功率为 15% 左右，影响因素有很多，包括输卵管条件、年龄、卵巢功能、精液质量和子宫条件等，还有许多未知因素。与试管婴儿相比，人工授精的成功率不算高，患者双方需放松心态，努力提高精液质量，做完人工授精

后,注意休息、按医嘱用药。

无论是做人工授精还是试管婴儿,合适的就是最好的,希望大家都能早日"好孕",拥有健康的宝宝。

(余　敏)

○ 摘编自"集爱遗传与不育诊疗中心"微信公众号 2016 年 11 月 29 日

—— 专家简介 ——

余　敏

余敏,复旦大学附属妇产科医院上海集爱遗传与不育诊疗中心副主任医师,擅长各种不孕症、辅助生育技术(人工授精、试管婴儿、植入前遗传学诊断/筛查)、生殖内分泌疾病、反复自然流产的诊治等。

十八、试管婴儿——一项伟大的医学成就

1978 年 7 月 26 日，世界上首例"试管婴儿"路易斯·布朗在英国诞生。

1988 年 3 月，中国大陆首例"试管婴儿"萌珠在北京大学第三医院诞生。同年 6 月，中国首例供胚移植"试管婴儿"罗优群在中南大学湘雅医学院不孕与遗传专科医院(现中信湘雅生殖与遗传专科医院)诞生。1996 年，国内首例"ICSI(单精子卵细胞质内注射，即第二代试管婴儿)婴儿"在中山医科大学生殖医学中心诞生，使我国的试管婴儿技术与国外差距缩短为 4 年。1999 年，荧光原位杂交技术进入人类胚胎植入前性别诊断，中山大学对两例甲型血友病基因携带者成功选择了健康的女婴胚胎，成为我国首例 PGD(植入前遗传学诊断，即第三代试管婴儿)试管婴儿技术的成功者。

从一代到三代

"试管婴儿"的增多意味着试管婴儿技术的发展和成熟。由爱德华兹发明的体外受精胚胎移植术(IVF-ET)技术通常被称为第一代试管婴儿技术，即把精子和卵子放在同一个培养基中，让它们自然结合，形成常规受精。之后，直接把一个精子注射到卵子胞质内的 ICSI 技术则是第二代试管婴儿技术；之后，试管婴儿技术又发展到胚胎植入前遗传学诊断(PGD)，目的是确保存在单基因遗传隐患的不育夫妇生下健康的婴儿，因此这一技术称为第三代试管婴儿技术。

近几年，医学界已经对第三代试管婴儿技术加以改进，通过全基因组测序对体外受精的胚胎进行植入前遗传学筛查(PGS)。这是一种对单个胚胎细胞进行的植入前遗传学筛查，目的是增加高龄、反复胚胎植入失败、习惯性流产等不孕女性的妊娠率，降低流产的风险。无论是 PGD，还是 PGS，都需要对体外受精和 ICSI 受精成功的胚胎在 3 天后进行胚胎活检。

"试管婴儿"健康吗

"试管婴儿"诞生以来面临的一个最大问题是：人们担心他们是否与自然孕育的孩子一样健康和正常，这种正常包括体质、智商、情商等。为此，研究人员做

了大量的对比研究。

欧洲联盟 2003 年公布的跟踪调查报告显示："试管婴儿"和自然孕育出生的孩子一样健康，在身体、智力、心理发育及社交能力等方面都很正常。美国 2009 年的一项较大规模的研究也得出了和欧盟一样的结论："试管婴儿"和自然孕育的孩子并无实质性差异，他们在成长过程和成人后与其他人一样有不错的工作和正常的家庭生活。世界上第一位"试管婴儿"路易斯·布朗于 2004 年 9 月 4 日与银行保安员韦斯利·姆林德喜结连理。婚后，布朗未借助任何科学手段而自然怀孕，于 2006 年 12 月 20 日生下一名健康男孩。这本身就说明"试管婴儿"与自然孕育的孩子成人后没有任何差异。

不过，另外一些研究却不那么乐观，一些比较典型的研究甚至得出令人吃惊的结果，这使得试管婴儿技术中可能存在的问题开始受到人们关注。

2008 年美国疾病控制预防中心的流行病专家杰里塔·里夫惠斯（Jennita Reefhuis）等人称："试管婴儿"存在先天缺陷的可能性是普通婴儿的 2～4 倍。例如，"试管婴儿"发生先天心脏缺陷的可能性是正常婴儿的 2～3 倍，天生唇裂的风险是普通婴儿的 2 倍，先天肠胃缺陷的风险是普通婴儿的 4 倍。

2013 年，西澳大利亚大学的汉森（Hansen M）等人称：他们对比"试管婴儿"和自然孕育的孩子，发现前者有相对较高的出生缺陷，相对危险度（RR，又称率比）为 1.32，而主要出生缺陷（先天性心脏病、先天性脑积水、神经管缺陷、唇裂和腭裂、先天性听力障碍、21 三体综合征等）的危险性更高。

2010 年上海市医学会妇产科专科分会生殖学组在《中华妇产科学杂志》上发表的"1998—2007 年上海市体外受精-胚胎移植子代出生缺陷情况分析"初步证实 IVF-ET 未增加子代出生缺陷的发生率，不同授精方式、胚胎处理方式及精子获取方式也与子代出生缺陷发生率无关，而高龄产妇和多胎妊娠则明显增加子代出生缺陷的发生率。

ICSI 技术有什么风险

现在，人们愿意选择 ICSI 技术的原因是，它在操作和程序上较为简易，而且它比标准的试管婴儿（IVF）技术成功率更高，前者的成功率约为 30％，后者的成功率约为 25％。在英国，不育夫妇中有半数选择了该技术，在北美和欧洲这一比例则为 90％～95％。但是，如此大范围地使用该技术却令人担忧。

伦敦国王学院伦敦精神病学研究所的斯文·山丁（Sven Sandin）等人指出：ICSI 技术与儿童智力障碍和自闭症风险增加有关。不过，山丁在解释他们的研究结果时称：把多个 IVF 治疗联合到一起观察时，并未发现自闭症整体风险增加，但是智力下降的风险小幅增加。当把不同的 IVF 治疗分开观察时，发现传统的 IVF 是安全的，但是当 IVF 涉及 ICSI 时，儿童智力下降和自闭症风险都增加了。是什么原因导致了 ICSI 技术产生的后代增加了智力下降和自闭症风险呢？目前尚不能确定。ICSI 技术主要应用于男性不育症，从遗传的角度来说，孩子的父亲在生育上有障碍，那么孩子也有可能只是因为遗传而导致未来生育能力有别于正常人，而不是因为 ICSI 技术的原因。

在自然生殖中，成万上亿的精子需要竞争，只有 1～2 个优秀的精子冲破艰难险阻与卵子结合，从而卵子受精成功并孕育为胎儿。因此，每个经自然生殖过程诞生的生命都是千万分之一的佼佼者，是通过了自然选择和竞争的优秀者。

然而，ICSI 技术只是随机选取了一个精子与卵子结合，显然违背了自然状态下的"竞争上岗"原则。由于没有竞争，也不是自然状态下优选的，形成胚胎后出现问题也不是偶然的。

看来，随着技术的发展和越来越多的"试管婴儿"的诞生，试管婴儿技术产生的问题也会越来越多。未来只有更加深入地了解自然生殖的过程和规律，让辅助生殖技术更贴近自然生殖，更符合生命演化的自然选择原则，辅助生殖技术产生的后代才会更为健康和优秀。

（陶敏芳　邵红芳）

—— 专家简介 ——

陶敏芳　邵红芳

陶敏芳，医学博士，上海交通大学附属第六人民医院生殖医学中心主任医师、教授。上海市医学会生殖医学专科分会委员、骨质疏松分会委员、健康管理学专科分会委员。擅长诊治不孕不育症、不同年龄段女性的月经失调、更年期综合征及相关疾病、绝经后骨质疏松症等。

邵红芳，医学硕士，副主任医师，上海交通大学附属第六人民医院生殖中心主任助理兼临床负责人。上海市医学会生殖医学专科分会青年委员，上海市中西医结合学会生殖医学专业委员会委员。擅长各种不孕不育的诊断和治疗流程、擅长妇女（围）绝经期以及绝经后骨质疏松的诊断和防治。

十九、一根试管，孕育一个生命

　　试管婴儿真的是在试管里长大的吗？非也。我们俗称的"试管婴儿"，是指通过体外受精胚胎移植术辅助生育的婴儿。也许你会问，什么是体外受精胚胎移植术呢？这要先从正常受孕的过程讲起。

　　女性的卵巢每月排出一个成熟卵子，在女性生殖道通畅的前提下，排卵期前后若有正常密度和活力的男性精子进入女性体内，精子和卵子会在输卵管内相遇、受精，形成新生命的"种子"——受精卵。受精卵随后游走进入子宫腔，寻找并植入适宜的"土壤"——分泌期子宫内膜，才能生长孕育出一个崭新的生命。可见，如若女性输卵管阻塞，将导致精子和卵子无法在体内相遇；男性精子太少或活力低也可能阻碍体内受精的进程。因此科学家想出了将卵子和精子取出体外，在体外进行受精，再将受精后的胚胎移植回子宫腔的方法，试管婴儿技术由此产生。

　　自 1978 年第一例试管婴儿在英国诞生以来，试管婴儿技术不断发展和成熟。2010 年，试管婴儿之父爱德华兹获得诺贝尔医学奖，这表明经过了长达 30 余年的验证，试管婴儿技术的安全性取得了国际学术界的认可。

　　试管婴儿技术目前分为三代。临床上常常会听到类似的疑问：是不是第二代、第三代比第一代更好呢？其实，三代试管婴儿分别适用于不同的人群。第一代试管婴儿(IVF)主要针对女性输卵管性不孕、排卵障碍、子宫内膜异位症，男性少、弱精子症，不明原因不育的患者等。其过程就像卵子与精子的"自由恋爱"——从女性卵巢内取出卵子，在体外与精子自由结合，让一个卵子与多个精子在一个培养皿内相遇，精子们"竞争上岗"，完成受精，待受精卵分裂到一定阶段将胚胎移植到子宫内，使其正常生长发育成胎儿。第二代试管婴儿(ICSI)技术则主要针对男方重度少、弱、畸形精子症的患者，胚胎实验室技术员人为选择单个正常形态精子，通过显微注射技术将单个精子穿刺注入一个卵子胞质内使之结合，帮助完成受精过程，如同"包办婚姻"。第三代试管婴儿也称胚胎植入前遗传学诊断/筛查(PGD/PGS)，是在第二代试管婴儿的基础上加了一道诊断工序，即在胚胎植入母体前，抽取少数的细胞先做遗传学诊断或筛选，再将合格的胚胎植入母体。就好比对工厂生产出的产品都进行抽样质量检查，只有贴上了合格标签的产品才能出厂。PGD/PGS 主要适用于单基因遗传病、染色体异常、反复自然流产等患者，可阻断遗传疾病垂直传播，预防子代出生缺陷。因此，所谓第一、二、三代试管婴儿并不是简单的技术升级，而是针对不同病因的患者采用的不同技术而已，并不存在优劣之分，没有好与不好，只有适合与不适合，适合自己的才是最好的。

试管婴儿技术实施主要有 3 个关键步骤。

（1）将成熟卵子从卵巢中取出体外。常用促排卵药物刺激多个卵泡发育，在卵泡长至快成熟时，当晚注射促卵泡成熟的药物，隔日上午取卵，用负压装置将卵子吸入盛有培养液的试管内。在促排卵的时期内，患者需要根据医生的嘱咐定期复查激素水平和 B 超监测卵泡、子宫内膜发育的情况。

（2）在体外，卵子与精子结合形成受精卵。取卵后经过医学方法将精子加入试管里和卵子结合，次日如果在显微镜下见到两个原核即证明已受精。

（3）将培养成的胚胎移植到健康妇女的子宫内，使其正常生长发育成胎儿。让受精卵在试管里发育 2～5 天，选择优质的胚胎经一根特制的细管注入母体的子宫腔，胚胎会在宫腔里游动，如果找到适宜的内膜种植，就会继续发育成胎儿。

整个试管婴儿过程都为门诊治疗，无明显不适。试管婴儿是否成功，移植 14 天后通过验血 hCG 就可以知道。移植后若有剩余的优质胚胎，可以放入 $-196\ ℃$ 的液氮里保存，日后想再做试管婴儿时直接解冻后移植即可，不需要再经过促卵泡成熟、取卵、体外受精这些步骤。

试管婴儿技术实施前，需要男女双方做哪些准备呢？首先，夫妻双方需进行染色体检查，染色体均正常的夫妇可以行第一或第二代试管婴儿。若染色体有异常，需行第三代试管婴儿，选择无遗传学疾患的胚胎植入宫腔，尽可能地保证出生的孩子是健康的。另外，试管婴儿前，夫妻双方需行艾滋病、梅毒、肝炎等传染病方面的检查，女方血、尿常规、肝肾功能、心电图、胸片等常规的体检也是需要的，以明确是否适合怀孕，评估妊娠期母婴的安全。最后，做试管婴儿前男女双方需提供身份证、结婚证。

若以上这些孕前检查均正常，医生会根据女方的年龄、窦卵泡数目和基础内分泌情况制订一个促排卵的治疗方案。在对众多做试管婴儿的夫妇进行调查后发现，女方年龄是影响成功率的重要因素，一般来说，年龄越小，成功率越高。虽然试管婴儿技术是目前不孕症患者其他治疗手段失败之后的唯一选择，但是该技术并非专门为大龄女性设计。因此，若夫妻双方婚后性生活正常，未避孕 1 年以上未孕，建议及时至生殖中心就诊检查，无论是自然怀孕还是试管婴儿，适龄生育最好。

　　除此之外，做试管婴儿前，最好生活规律、戒烟戒酒。长期熬夜、吸烟、酗酒都会影响精子和卵子的质量。有研究表明，在拥挤、烦乱、嘈杂的环境下，或长期处于过度疲劳、紧张激动的心理状态下，可影响卵巢功能、引起睾丸退行性改变，降低试管婴儿的成功率。因此，轻松舒适的环境，乐观豁达的心态也很重要。

（孙　赟）

—— 专家简介 ——

孙　赟

　　孙赟，上海交通大学医学院附属仁济医院生殖医学科临床主任、主任医师、教授、医学博士。上海市医学会生殖医学专科分会候任主任委员，第 2 届中华医学会生殖医学分会青年委员会副主任委员，第 3 届中华医学会生殖医学分会委员。

二十、"医生，我要生双胞胎"

在生殖科门诊，经常会有不育夫妇向医生提出要求："医生，我们来做试管婴儿，要生双胞胎的，最好是龙凤胎。"还有一些患者移植前反复强调要移植 2 个胚胎，待到怀孕做了 B 超检查后，发现是双胞胎的欣喜不已，洋洋得意，而单胎的孕妇就会一直纠结："医生，你不是说放了 2 个吗？为什么 B 超只看到 1 个呢？"经医生反复解释后，才会高兴中带着遗憾地回家了。

诚然，日常生活中，或者现在流行的亲子节目中，看到双胞胎和父母穿着亲子装，场面温馨又可爱，着实会让很多人羡慕不已。而且曾经的计划生育政策也让很多人希望通过一次怀多胎来实现多几个孩子的梦想。这甚至成了一些夫妇想要来做试管婴儿的原因。

但在令人羡慕的光鲜背后，其实隐藏着更多悲伤的故事，因为被看到的都是熬过来了的幸运儿，却没有看到更多的是双胎带来的风险，甚至不得不提前终止妊娠。生殖中心里，开始欣喜若狂后来却因双胎发生晚期流产的悲剧经常上演；急诊室里，经常遇到试管婴儿的双胎产妇抢救。生殖科医生和产科医生碰面时，也经常会被"抱怨"："你看，又是你们生殖科生产出来的双胎大出血了！"新生儿科医生也会"嫌弃"，因为双胎的早产太常见了。

事实告诉我们，双胎妊娠是一种非常严重的高危妊娠，可能引发母体及其孩子的诸多生命危机。一名负责任的、有知识的、有良心的医生，是不会鼓励患者去怀孕双胎的。

双胎妊娠时，孕妇全身各个系统的负担明显加重，使妊娠期各种并发症发生率较单胎妊娠明显升高，且起病更早、病情更重。

（1）早产：是多胎妊娠最常见的并发症，发生率约为 50％，并随着胎儿数目的增加而上升。单胎、双胎、三胎、四胎的平均分娩孕周分别为 39 周、36 周、33 周、31 周。而在正常人群中，早产的发生率只有 5％～6％。

（2）妊娠期高血压疾病：单胎、双胎及三胎妊娠，该病的发病率分别为 6％～8％、6％～37％、5％～46％。

（3）胎膜早破：双胎比单胎的风险高 3～5 倍，增加感染、早产、羊水过少、脐带脱垂等严重并发症的发生。

（4）贫血：双胎、三胎及四胎妊娠孕妇贫血发生率分别为 40％、70％、75％以上。

（5）妊娠肝内胆汁淤积症（ICP）：双胎妊娠 ICP 发生率是单胎妊娠的 2 倍。

（6）羊水过多：双胎妊娠孕妇中有 10％合并羊水过多。

（7）胎盘异常：胎盘早剥、前置胎盘是双胎妊娠的伴发因素，风险极高。

（8）产后出血：最容易发生于双胎妊娠，由子宫壁扩展，收缩乏力所致。

（9）其他：多胎妊娠孕妇产前、产后抑郁症的发生受到关注。多胎母体静脉血栓性疾病、妊娠期骨膜炎、妊娠期脂肪肝等疾病也较单胎常见。因妊娠期并发症使孕妇孕期、产前和产后的住院时间延长，剖宫产率明显增高。

多胎妊娠胎儿及新生儿发生围产期疾病和并发症的风险显著升高。多胎妊娠胎儿发生胎儿宫内发育迟缓、早产、低出生体重、呼吸窘迫综合征、脑瘫及中枢神经系统发育异常的风险明显高于单胎妊娠者，低出生体重风险比单胎高 9 倍；发生脑瘫的风险是单胎的 5 倍，而三胎则增加到 17 倍。

多胎新生儿的先天畸形、认知发育障碍发生率，儿童期住院率和外科手术率也明显高于单胎新生儿。多胎妊娠围生儿死亡率高达 12％，是单胎妊娠的 10 倍。新生儿期监护治疗费用增加，单胎、双胎和三胎婴儿入住新生儿重症监护室的可能性分别为 15％、48％和 78％。多胎妊娠相关的不良宫内环境，还可能导致子代成年后生长发育异常，使心血管疾病、2 型糖尿病、骨质疏松、精神疾病等发病风险增加。

（黄荷凤）

○ 摘编自"蒲荷孕育"微信公众号

── 专家简介 ──

黄荷凤

黄荷凤，中国科学院院士，上海交通大学医学院附属国际和平妇幼保健院院长，上海交通大学教授，浙江大学特聘教授，澳大利亚 Adelaide 大学客座教授，中国中西医结合学会生殖医学专业委员会主任委员，中国中西医结合学会妇产科专业委员会副主任委员，中国妇幼保健协会生育保健专业委员会主任委员，中华医学会生殖医学分会副主任委员。

二十一、怎么吃才能食来"孕"转

民以食为天。无论是在过去，还是如今这个"吃货"遍地的时代，"吃"都是一个永恒的主题。不过，对于各位备孕中的姐妹和准妈妈而言，"吃啥"倒成了一个既幸福又恼人的问题。

补充营养越多越好吗

关于"吃"的问题五花八门，大家都在"吃"这件事上动足了脑筋。其实对于现代人而言，营养都相对充足，贫血和营养不良的比例越来越小。刻意"补身子"反而过犹不及。

在怀孕前 3 个月，建议多服用一些叶酸，能够预防早期胎儿畸形和神经管缺损等。另外，粗粮、水果和蔬菜都是"宝贝"，很多患者移植之后会躺着不动，肠胃蠕动减慢，导致便秘。粗粮、水果和蔬菜的摄入有利于预防、缓解便秘。尤其是粗粮，粗纤维的食材利于消化，而且还富含 B 族维生素。

食物与子宫内膜的关系

女性的子宫分为三层，从外到内依次是：浆膜层、肌层和内膜，内膜越薄，越接近肌层。如果把胚胎比喻成一颗希望的"小种子"，那么内膜就相当于一层"土壤"，"土壤"的质量直接决定了"小种子"能否顺利着床。因此，医生们都会参考内膜厚度，结合激素水平等条件，决定是否移植胚胎。

为了能让内膜长上去，大家也是各显神通。据说黄豆能帮助长内膜，就狂吃黄豆；据说苹果是内膜"杀手"，就再也不吃苹果……其实，豆类和苹果都富含营养，也均无特殊的治疗奇效，不用刻意不吃，也无需过度食用，凡事要适度，饮食也要适量。

换个角度想一想：如果真有通过"吃某种食物长内膜""吃某种食物利于着床"的办法，医生何苦费尽心思制订个性化治疗方案、搭配药物呢？

试管婴儿治疗期怎么吃

有些患者常咨询医生吃什么能提高试管婴儿的成功率。专家建议，取卵手术之前，饮食以清淡为宜，不要饱食；胚胎移植之后能否成功着床与自身胚胎质量、子宫环境、内膜状况等密切相关，这几个方面都不可能在短短的两周内通过饮食得到改变。

建议胚胎移植之后不要吃太活血的食物，如红枣、桂圆等。其余的保持平常心即可，维持正常的家庭饮食，注意荤素搭配，合理均衡膳食，不要尝试改变平时的饮食习惯。

（李　路）

○ 摘编自"集爱遗传与不育诊疗中心"微信公众号 2016 年 4 月 27 日

—— 专家简介 ——

李　路

李路，复旦大学附属妇产科医院上海集爱遗传与不育诊疗中心主任医师，女科主任。擅长诊治生殖内分泌疾病、辅助生殖技术、不孕症、多囊卵巢综合征。

二十二、压力大乃孕育"试管宝宝"的大忌

随着网络的发展和应用，很多不育夫妇开始借助互联网了解试管婴儿技术的过程和注意事项，但是，网络信息良莠不齐，有些是专业医疗工作者所做的正确宣传，有些则是患者主观臆断的说法，甚至到了夸张可笑的地步。比如有人说胚胎移植前后各种各样水果蔬菜都不能吃，有人说移植完要躺在床上不能走动，甚至有人说移植后不能洗澡的……看完后，使得原本就容易紧张的人变得更紧张！

生活实例

有位教师患者第一次移植倍加小心，专门在暑假休息时移植。家住六楼，没有电梯，她移植以后整整在家里躺了两周，可惜还是没有遂愿。

第二次移植时她反倒没有那么紧张，抱着再次试试看的心情，移植后照样上下六楼，工作照旧，继续在讲台上给同学上课。两周以后，妊娠试验为阳性，多年的愿望终于成了现实。现在，一对双胞胎宝宝给这个原本寂寞的家庭带来了无尽的快乐。

门诊有一位浙江患者，每次前来就诊时两位长辈都陪伴在旁，移植后担心 3 个小时的路程不安全，在医院旁边找了旅店住了两周。这两周一日三餐均由长辈照顾，甚至穿鞋袜都由长辈代劳。两周后检查没有怀孕，患者本人反倒释然，说再不用天天提心吊胆，可以轻松工作生活了。

目前来看，不育症的患者多数是"80 后"独生子女一代，在家中娇生惯养，多数事情由父母承担，有少数患者来做试管婴儿时都要双方老人陪同。父母原本是好意，希望为子女多分担一些，但有时善良的用意反倒为子女增加了精神的负担。

作为一名从事辅助生育工作的医师，每天陪伴患者走过人生中的转折点，深

切感受到在治疗同时开导患者的重要性。希望每对夫妇都卸下思想"包袱"，减轻不必要的压力，满怀信心地迎接新生命的到来。

（陈军玲）

○ 摘编自"集爱遗传与不育诊疗中心"微信公众号 2015 年 10 月 19 日

—— 专家简介 ——

陈军玲

　　陈军玲，复旦大学附属妇产科医院上海集爱遗传与不育诊疗中心副主任医师。擅长不孕症的诊治、IVF 不同方案的选择、预防和治疗超促排卵并发症。

二十三、反复种植失败的原因与对策

反复种植失败，指在数个 IVF 周期中，移植胚胎而未能着床。目前，反复种植失败的诊断尚无统一的标准。有学者认为，连续 3 个周期的 IVF 治疗，均有 1～2 枚优质胚胎移植但未获妊娠者，称之为反复种植失败；也有学者认为，不孕妇女接受包括 3 个新鲜移植周期在内的 2～6 个移植周期，没有获得妊娠；或者累计移植≥10 个高评分胚胎而未能妊娠者，称之为反复种植失败。

在大多数生殖中心，经过 3 个周期的优质胚胎移植而未孕就需要查找原因。

（1）复发性流产：自然流产通常是指孕周＜28 周，胚胎及附属物＜1 000 克，妊娠过程失败、胚胎或胎儿死亡和胚胎及附属物排出。复发性流产指连续发生 3 次及 3 次以上的自然流产，美国生殖医学协会 2013 年则最新定义为 2 次或以上的妊娠失败。

在辅助生殖领域，反复种植失败作为更早期的流产，也可归入反复流产的范畴。而且，国内外研究提示，两者的病因可能存在相当部分的重叠。反复种植失败和复发性流产与染色体异常、子宫解剖结构异常、内分泌异常、凝血功能异常、免疫因素及感染因素等均相关。

（2）染色体异常：从胚胎角度来说，染色体正常的胚胎着床和发育的潜能更大。胚胎染色体非整倍体是胚胎种植失败的原因之一，染色体异常的发生率与母亲的年龄息息相关。对于部分高龄、反复种植失败、反复自然流产的患者尤为可能。

植入前胚胎遗传学筛查（PGS），也就是我们常说的"第三代试管婴儿"，是指在胚胎植入之前，对早期胚胎进行 23 对染色体数目和结构的检测，主要检测胚胎的染色体结构、数目的情况是否正常。PGS 主要运用于不明原因的反复种植失败、不明原因反复流产、女方高龄等患者，以降低流产风险，提高妊娠率。

（3）子宫因素：母体子宫为胚胎或（和）胎儿提供生存环境，就像土壤为种子生根发芽、茁壮成长提供空间与养分。若子宫出现异常，很可能会影响妊娠结局。

子宫因素包括先天性子宫异常，如弓形子宫、纵隔子宫、单角子宫、双角子宫、双子宫、子宫发育不全、宫颈功能不全等；后天性子宫异常如子宫内膜息肉、宫腔粘连、子宫肌瘤等。诊断子宫异常的方法包括宫腔镜检查、子宫输卵管造影术(HSG)、B超检查和磁共振成像(MRI)。

(4) 内分泌异常：内分泌异常，特别是生殖内分泌异常，是造成种植失败和流产的常见原因之一。内分泌异常包括多囊卵巢综合征、黄体功能不全、高催乳素血症、甲状腺功能异常、糖尿病等，需针对病因认真分析，谨慎对待，及时处理。

妊娠期间的甲状腺功能状态与妊娠结局直接相关，目前虽然不建议在妊娠前对健康女性进行甲状腺功能的普遍筛查，但对那些有甲状腺危险因素及复发性流产史的患者需要进行筛查，以期尽早给予干预，改善妊娠结局。

无论是糖尿病合并妊娠还是妊娠期糖尿病患者，如果妊娠期间血糖控制不佳，可能会造成复发性流产和围生期母婴结局不良等。糖尿病相关的血管病变和高凝状态，导致子宫内膜血运不良，使其流产率较正常人明显增加。

(5) 凝血功能异常：凝血系统在胚胎发生和胎盘发育的过程中起重要作用。遗传性易栓症或抗磷脂抗体综合征患者体内存在持续、异常的高凝血状态，可导致胎盘组织出现血栓倾向，导致流产等许多妊娠不良结局。凝血功能异常的患者需根据不同病情和具体检查结果制订个体化的免疫抑制和抗凝治疗方案。

(6) 免疫因素：母体免疫功能正常时，可以保护母体对宫内胚胎移植物不发生免疫排斥反应，早期妊娠失败意味着母体免疫排斥胚胎抗原。根据不同的免疫学病因，不同类型的复发性流产需采用不同的免疫治疗。

(7) 感染因素：据报道，8%～10%的复发性流产患者存在生殖道感染，感染的病原体种类繁多，感染与自然流产的关系非常复杂，目前其致病机制仍不明了。

女性生殖道感染和全身感染都可能引起自然流产。生殖道感染包括阴道炎、宫颈炎、子宫内膜炎和盆腔炎等，全身感染如急性肺炎、急性阑尾炎、急性肾炎等。

对于反复种植失败和习惯性流产患者，妊娠前需进行包括生殖道感染在内的孕前检查和针对性治疗。比如衣原体、支原体、TORCH(抽血查体内是否存在弓形虫、风疹病毒、巨细胞病毒、单纯疱疹病毒等相关抗体)、梅毒(RPR＋TPPA)、艾滋病(HIV)等。

另外，减重、戒烟、保持良好生活习惯等健康的生活方式，对于消除反复着床失败和习惯性流产的潜在危险因素也有帮助。

(余　敏)

○ 摘编自"集爱遗传与不育诊疗中心"微信公众号 2017 年 2 月 13 日

二十四、解密试管婴儿各种超促排卵方案及药物

正常生育年龄妇女每月可有一个卵泡发育成熟并排卵,而在辅助生殖治疗,特别是试管婴儿治疗中,为了在一个月中获得更多的卵子,医生常常会用到超促排卵治疗。

超促排卵是指在严密监控下用药物诱发多个卵泡同时发育并成熟的方法,它随着辅助生殖技术的发展而日趋成熟,已经成为辅助生殖技术中重要的基础环节。

超促排卵的方案有哪些

常用的超促排卵方案有长方案、短方案、超长方案及拮抗剂方案等几种,其区别取决于使用的降调药物种类及其用药时间的长短,不同的方案适合不同的患者。方案的区别是相对的,其本质并无明显差异。实际操作中,医生会根据患者的具体情况进行适当的调整,如药物的种类及使用的剂量等,以实现治疗方案的个体化。

(1) 长方案:从月经前 7～10 天开始先使用促性腺素释放素(GnRH)激动剂使垂体降调节,再于月经第 2 或第 3 天加用促性腺激素(Gn)促排卵,直到注射人绒毛膜促性腺素(hCG)时停药,可以有目的地控制和促进卵巢内多个卵泡的同步化发育和成熟。此方案一般适用于卵巢储备功能良好的患者,治疗效果较好,临床上使用较为普遍。

(2) 短方案:月经周期第 2 或第 3 天开始注射 GnRH 激动剂,同时给予 Gn 促排卵,直到注射 hCG 时停药。此方案简单灵活,但周期中卵泡发育及内膜同步性稍差,可用于各种不同的患者,而对 35 岁以上或卵巢储备功能较差(卵泡数目少于 5 个)者短方案治疗可以取得相对理想的结果。

(3) 超长方案:促排卵周期前每月注射一支长效 GnRH 激动剂,共 2～3 个月,直至达到完全降调节,再开始用 Gn 促排卵。一般适用于子宫内膜异位症、子宫腺肌病患者,相对来说费用较高。

(4) 拮抗剂方案:从月经周期的第 2 或第 3 天开始使用 Gn 后,于周期第 6

天或主导卵泡达到直径 14 毫米后开始使用 GnRH 拮抗剂。此方案用药相对简单，费用相对较少，效果良好，近年来在临床中得到较快的发展。

（5）超短方案：超短方案适用于卵巢反应不良、卵泡数量少者。此方案强化卵泡的募集，可以减少 Gn 的用量。

（6）微刺激方案：微刺激方案是先给予氯米芬治疗，结束后再给予小剂量 Gn，此方案可以有效提高某些患者对于内源性促卵泡激素（FSH）的敏感性，显著改善许多低反应患者的反应性。

（7）自然周期方案：自然周期是指在不用药的前提下取卵，但这些已不属于超促排卵的范畴。

超促排卵并不是卵泡发育得越多越好，其并发症包括卵巢过度刺激综合征、多胎妊娠等。当前辅助生殖医学更多关注如何降低并发症、获得宫腔内的单胚胎妊娠、获得一个健康的孩子。对控制性超促排卵方案应强调个体化应用、预防并发症及适量冻存胚胎提高累计成功率。

神奇的促排卵药物是怎么影响女性排卵的

促排卵药物主要通过对"下丘脑-垂体-卵巢轴"的调节而达到促进排卵的目的，也可以调节机体的内分泌状况，为卵泡的发育和生长提供良好的环境，从而间接促进排卵。

枸橼酸氯米芬（CC）是一种三苯乙烯衍生的非甾体化合物，同时具有抗雌激素和弱雌激素效应，口服后经肠道吸收，半衰期一般为 5～7 天。CC 通过竞争性占据下丘脑雌激素受体，干扰内源性雌激素的负反馈，促使黄体生成素（LH）与卵泡刺激素（FSH）的分泌增加，刺激卵泡生长。CC 还可以直接作用于卵巢，增强颗粒细胞对垂体促性腺激素的敏感性和芳香化酶的活性。CC 的抗雌激素效应可影响子宫内膜厚度，当 CC 与雌激素一同使用时，可减弱其对子宫内膜厚度的影响。

来曲唑（LE）为芳香化酶抑制剂，口服后可完全被吸收，在临床应用中耐受性好。LE 促排卵机制目前尚不十分明确，可能通过阻断雌激素的产生，降低机体雌激素水平，解除雌激素对下丘脑-垂体-性腺轴的负反馈抑制作用，导致 Gn 的分泌增加而促进卵泡发育；在卵巢水平阻断雄激素转化为雌激素，从而增强 FSH 受体的表达并促使卵泡发育。同时，卵泡内雄激素的蓄积可刺激细胞因子的表达增多，在外周水平提高卵巢对激素的反应性。

LE 对子宫内膜的影响，较 CC 为轻。

促性腺激素类（Gn 类）药物分为两大类：天然 Gn 和基因重组 Gn。天然 Gn

包括：①从绝经妇女尿中提取的 Gn，如人类绝经期促性腺激素（HMG）、尿源性人卵泡刺激素（uFSH）；②从孕妇尿中提取的人绒毛膜促性腺激素（uhCG）。基因重组 Gn 包括重组 FSH（rFSH）、重组促黄体生成素（rLH）和重组 hCG（rhCG）。

Gn 类药物直接刺激卵巢，促进排卵。该类药物常用于下丘脑和垂体功能障碍性不排卵，临床上多用于辅助生殖技术超促排卵。

促性腺激素释放激素类似物（GnRHa）根据其与受体的不同作用方式，可以分为 GnRH 激动剂（GnRH-a）和 GnRH 拮抗剂（GnRH-A）。GnRH-a 与 GnRH 受体结合，刺激垂体急剧释放 Gn，持续使用可对垂体产生降调节作用，作为超促排卵的基础。GnRH-A 作为诱发排卵的药物，需在特定时间使用。

促排卵辅助用药包括：①口服避孕药，可以减少功能性卵巢囊肿的发生率，调整月经周期，合理安排促排卵时间。②二甲双胍，作为胰岛素增敏剂，可以降胰岛素、体内雄激素水平，以及多囊卵巢综合征患者的卵巢过度刺激综合征（OHSS）的发生风险。③溴隐亭，为多巴胺受体激动剂，可以解除高泌乳素血症对 GnRH 脉冲式分泌的抑制，恢复排卵。

不同的药物适合不同的患者，医生会根据您的具体情况进行适当调整，如药物的种类及使用的剂量等，以实现治疗方案的个体化。

（余　敏）

○ 摘编自"集爱遗传与不育诊疗中心"微信公众号 2015 年 9 月 29 日

二十五、紧急避孕 7 项注意和 10 个误区

很多人经常会在无任何保护的情况下与性伴侣发生性关系，他们通常会在事后采取一些措施来避孕。

但是，如果方法、措施不当仍有可能导致怀孕，下面的 7 项注意或许可以给你一些忠告。

(1) 紧急避孕只是一种应急方式，并非一种常规避孕措施。应正确选择适合自己的避孕方法，而不应寄希望于经常使用紧急避孕药。

(2) 紧急避孕要在医生指导下进行。紧急避孕药物应在性生活后 72 小时内服用，超过 72 小时失败率较高。

(3) 紧急避孕的有效率明显低于常规避孕方法，而且由于用药剂量高(1 次紧急避孕的药量一般相当于 8 天的常规短效口服避孕药量)，不良反应也明显高于常规避孕药，如改变月经周期等。

(4) 超量及频繁使用紧急避孕药可能会给身体带来损害。

多次重复服用紧急避孕药，会导致月经紊乱、出血或点滴出血延长，给妇女生活、工作带来不便。

(5) 药物紧急避孕只能对本次无保护的性生活起作用，本周期服药后性生活仍应采取其他可靠的避孕措施。如果不注意使用有效避孕措施，用药的当月就可能怀孕。

(6) 一个月经周期中只能用紧急避孕药一次，第二次则会失效。

(7) 紧急避孕失败而妊娠者，新生儿畸形发生率高，必须终止妊娠。

无论性教育的程度如何，也无论书籍和杂志上关于性的话题如何增加，社会上仍然流传着许多关于怀孕和避孕的说法，而且似乎是代代相传下来的。

特别提醒

处在生育年龄(青春期至绝经期)的女性，正逢每月的受孕期，即一侧卵巢排出卵子之前和之后的几天，并且在没有任何避孕保护的情况下进行性交，那么她完全有可能怀孕。

以下是 10 个最常见的误区。

误区	正解
第一次进行性生活的女性不可能怀孕	第一次进行性生活的女性完全是可能怀孕，性生活中没有"免费试用"的机会
女性月经期间不可能怀孕	虽然在月经周期的这段时间中怀孕的机会很小，但仍有女性在此时怀孕
如果男性在性生活前不久自慰直至射精，性生活时他的精子数就可以减少到不会造成对方怀孕的程度	此时精子数仍然足够造成怀孕
如果女性在性生活后上下跳跃，就不会怀孕	在无保护的情况下进行性生活之后，上下跳跃或其他任何形式的身体运动都无法减少怀孕的危险。无论对方射精时女性是站着还是躺着，精子都会在射精后 90 秒内到达子宫的入口——子宫颈
女性在性生活前洗一个热水澡可以减少怀孕的危险	热水澡根本没有避孕的作用
女性必须在性生活中达到高潮才会怀孕	在无保护的性生活中，无论女性是否达到高潮都有可能怀孕
如果阴茎不完全插入，就是说男方在女方的外阴部而不是在阴道内射精，女性就不会怀孕	精子有可能进入阴道并继续向子宫运动
性生活之后灌洗，即用水、皂液或温可乐之类的液体冲洗阴道可以冲走精子，防止怀孕	灌洗并非有效的避孕措施，而且可能会引起阴道感染
还未月经来潮的女孩是不可能怀孕的	在青春发育期，女孩可能在初潮前就开始排卵，因此可能怀孕
对方在她体内射精后，如果女性马上排尿就不会怀孕	尿液是从阴道上方的尿道排出体外的，因此不会冲走精子

（陈智勤）

—— 专家简介 ——

陈智勤

陈智勤，医学硕士，同济大学附属上海第一妇婴保健院生殖中心副主任医师，西院负责人。中华医学会生殖医学分会委员，上海市医学会生殖医学专科分会委员。擅长试管婴儿技术及妇科内分泌疾病的诊治，如多囊卵巢综合征、卵巢早衰、月经失调、闭经、排卵障碍、输卵管阻塞等。

二十六、"造人"实验室里每天都在做什么

辅助生育技术(ART)实验室是辅助生殖中心最重要的组成部分。在这里，卵子和精子结合形成早期的胚胎，度过3~6天的时间，由于人类卵子、精子和胚胎都对环境极其敏感，所以ART实验室不同于一般的实验室。从实验室的环境要求到人员要求都是非常严格的，一般访客也不允许进入。下面我们来看看这个生命起源的神秘地方究竟是怎样运行的。

取卵前一天，实验室的工作人员已经开始准备工作，将每个患者取卵和胚胎培养所需的培养皿标记上姓名、病历号等标识，倒入培养液，覆盖好无菌矿物油防止液体的渗透压改变，将其提前放到培养箱里，使第2天卵子取出来时就能进入最适合它们的温度和酸碱度(pH)环境，舒舒服服地开始ART实验室的"旅程"。

0~6天的"旅程"

第0天(取卵日)：取卵通常一早开始，工作人员要提早进入胚胎室打开百级净化台，检查培养箱和各种仪器的状态，准备捡卵用的各种器皿，确保一天工作顺利进行。医生将从患者卵泡中抽取的含有卵子的卵泡传递进入胚胎室，胚胎学家在百级净化、37℃恒温台面的超净工作台内，将其倒入无菌的培养皿，在体式显微镜下寻找卵子，找到卵子后在新鲜的37℃培养基中多次冲洗去掉血细胞，最后将其放至培养箱中等待受精。

在妻子取卵的同时，丈夫通过手淫取得的精液也送到了实验室，通过培养液的洗涤筛选，去除精液中的杂质，提取出动力最好的精子供受精用。如果精液质量好，胚胎学家直接将一定浓度的精子加入放置卵子的培养液中，让其自然结合；如果精液质量差，精子数目或活力不足以使卵子自然受精，胚胎学家会在显微镜下使用显微操作系统用显微注射针将一个精子穿刺注射入一个卵子，帮助其受精，注射好的卵子放回培养液放至培养箱过夜。

第1天(D1)：早上，胚胎学家们会观察卵子的受精情况，正常受精的卵子会出现两个原核，出现多于两个原核的受精卵被捡出丢弃，正常的受精卵被转移到

胚胎培养基中。

第 2 天(D2)：早上再次检查受精卵的发育情况,受精卵这时分裂为 2～4 细胞(卵裂球)的胚胎,这时胚胎发育速度已显示出差距,有些胚胎会出现碎片,如果碎片持续增多,胚胎质量将下降。

第 3 天(D3)：早上再次检查胚胎的生长情况,此时的胚胎应该发育至 6～8 细胞,胚胎学家会根据胚胎的发育速度、碎片程度和卵裂球的均一程度给胚胎评分,挑选出 D3 天的可用胚胎,质量差的胚胎将被废弃。如果患者的内膜和激素条件适合移植胚胎,那么胚胎学家会挑选质量好的胚胎移植入患者体内,剩余的胚胎或者冷冻保存,或者转移至囊胚培养液继续培养至囊胚期。

第 5 天和第 6 天(D5 和 D6)：对于 D3 没有移植或者冷冻而是继续培养的胚胎,D5 早上胚胎学家要再次检查胚胎的生长情况,发育正常的胚胎此时应该是有了一个完整的囊腔(滋养层——未来的胎盘),囊腔里有一团细胞(内细胞团——未来的胎儿),囊腔里充满囊腔液体。D5 到 D6 这段时间里,囊胚的直径增大,囊腔越来越大,体积也越来越大,胚胎外面包裹的透明带逐渐变薄,最终透明带外壳会打开,胚胎从透明带内孵出。没有发育到囊胚期的胚胎将被废弃。囊胚期的胚胎同样根据患者的具体情况来决定是移植入宫腔还是冷冻保存。

针对胚胎的特殊技术

(1) 胚胎活检：对于要进行胚胎植入前遗传学筛查(PGS)的胚胎,在第 3 天胚胎卵裂期或第 5～6 天囊腔期的时候,胚胎学家需要在显微镜下使用显微操作系统控制特制的胚胎活检针,从胚胎上取下一个或几个细胞,放入细胞裂解液,送到遗传实验室去检测胚胎的遗传物质是否正常。

(2) 胚胎的冷冻和复苏：D3、D5、D6 的不移植入宫腔的可用胚胎和胚胎活检完毕的胚胎要通过特殊的程序冷冻保存起来,供以后条件适合的时候再次复苏出来进行移植。目前胚胎的冷冻技术非常成熟了,多采用玻璃化冷冻的方式,使用特殊的冷冻保护剂,将胚胎冻存于－196 ℃,复苏的时候将胚胎从液氮中取出,放入复苏保护剂中,逐步去掉胚胎中的冷冻保护剂,唤醒胚胎。这种冷冻-复苏技术的复苏成功率可达 99％,可以很好地保存胚胎的活性,并且由于冻胚移植周期的激素内膜环境更接近自然状态,成功率普遍比新鲜周期会高一些。

(3) 辅助孵化：D3 要移植的胚胎,如果观察到透明带有异常,或者冷冻复苏后的胚胎考虑可能会有透明带硬化的情况,胚胎学家会在显微镜下,使用激光辅助孵化系统将部分透明带削薄,目的是使胚胎更容易从透明带削薄的地方孵出。

千万不能搞错

ART 实验室中每天都有很多患者的卵子和胚胎在同时培养，避免不同患者的卵子、精子和胚胎搞错是非常必要的。ART 实验室有很多措施来防止这种错误发生，如手术室和 ART 实验室之间配置特有的电子芯片标签系统，通过患者佩戴腕带扫描、采卵和采精试管的电子标签扫描进行核对，确保正确。和患者标本接触的所有试管、培养皿等都标上了患者的姓名、病例号、采卵日期等特征资料，每个卵子、精子和胚胎的操作，比如采卵、受精、胚胎移植、胚胎转移等都需要双人核对培养皿上的各项信息。每个操作台只能进行一个患者的卵子、精子、胚胎的操作，不能同时处理两名以上患者的标本，以防止出现错误。和患者标本接触的所有试管、培养皿等都是一次性的，用完即废弃。

以上各项工作每天都在胚胎室同时进行着，每天胚胎室工作人员都要在不同的岗位完成培养试剂准备、采卵、受精、胚胎评估、移植、胚胎冷冻、胚胎复苏、胚胎活检、辅助孵化等各项工作。同时还要每天监控胚胎室的环境状况和仪器工作状态，以确保每个卵子和胚胎都得到最好的照顾。

（孙贻娟）

○ 摘编自"集爱遗传与不育诊疗中心"微信公众号 2017 年 10 月 12 日与 10 月 20 日

—— 专家简介 ——

孙贻娟

孙贻娟，医学博士，副主任医师，复旦大学附属妇产科医学院上海集爱遗传与不育诊疗中心胚胎室副主任。上海市医学会生殖医学专科分会委员兼秘书，中华医学会生殖医学分会实验室学组委员、青年委员。

二十七、正确看待精子畸形率

人的精液中，除了形态正常的精子外，都存在着形态异常的精子，即所谓的"畸形"精子，这些"畸形"精子在所有精子中所占的比例，就叫精子畸形率。

在精子形态检测中，衡量精子形态是否正常，需要通过对精子头部、颈部和中段、尾部、胞质小滴等部位总共 20 多个指标进行检测并测量，完全达到标准才能认定为正常态的精子！

精子畸形率和怀孕、流产的关系

很多患者朋友们担心精子畸形率高，就不能怀孕。其实，高精子畸形率一般情况下只会降低怀孕的概率、增加怀孕的难度，是否会导致生育畸形后代、流产，需要进一步检查。

男性每次的性生活都会射出千万条以上的精子，但是最终到达输卵管中只有极少数的"精英"精子，因为卵子以及生殖道有各种选择、淘汰精子的能力，最后通常只有一条精子和卵子相结合，完成受精。虽然我们并不能确定是哪一条精子，但应该是活动力最好、形态正常的精子，才能与卵子相结合。

能够引起流产的因素有很多，如遗传因素、内分泌因素、生殖道解剖异常、血栓前状态、生殖道感染、免疫因素、其他因素等。精子畸形主要与怀孕概率有关，是否与流产有关系最好进行相关检查。

首先，受精过程中能与卵子结合的精子都应该是形态正常的精子，精子与卵子可以结合形成胚胎，说明精子的受精功能是好的，至于胚胎是否可以正常发育生长，则要取决于来自精子和卵细胞的遗传物质，而不是精子的外形。要排除精子的原因，需要进行男性外周血染色体核型检查，排除遗传因素导致的精子的畸形。在临床上，男性遗传物质异常导致流产中，有些是由于精子畸形率高，但有些人的精子形态可以是完全正常的，因此没有必然的相关性。

其次，最近的研究提示，精子 DNA 的完整性与流产有一定的关系。目前可以检测精子 DNA 的碎片率来了解精子的 DNA 的完整性，根据相关数据发现，在试管婴儿治疗中，受精率低、胚胎发育差和流产的病例中，男方精子 DNA 碎片指数（DFI）异常的比例明显增高。而目前没有明确临床证据表明与精子的形态有明确的相关性。

最后，还有一个现象可以来说明精子的形态与流产的关系。对于那些严重的畸形精子症的男性患者，女方通过试管婴儿技术治疗怀孕后，其流产率并没有增高，足以告诉我们精子畸形率高并不是流产的关键因素。

因此，单纯用精子畸形来判断胚胎会发生流产和出生缺陷的说法是不妥。

可能发生精子畸形的原因

（1）泌尿生殖系感染：如衣原体感染、支原体感染、细菌感染致的尿道炎，附睾炎，前列腺炎等，会导致精子的产生及成熟过程发生障碍，会影响到生精微环境很多细胞因子的分泌，导致精子畸形。

（2）解剖结构异常：最常见的是精索静脉曲张，尤其是重度的曲张，导致睾丸局部温度升高，血淤、缺氧导致代谢活性产物的蓄积，脂质过氧化，进而导致过度畸形精子的产生。

（3）不良的生活方式和环境的影响：工业化的影响，竞争和工作压力的加剧，吸烟、雾霾、环境洗涤剂等雌激素类物质、重金属污染、电离辐射等的影响，运动减少或缺乏，饮用过多的有色饮料等，都可能会导致精子畸形率的升高。

（4）某些药物的影响：如很多糖皮质激素、抗肿瘤药物如环磷酰胺、细胞代谢药物长春新碱、某些抗生素等，都可导致精子畸形比例的增高。

（5）遗传因素：如 Y 染色体微缺失、常染色体结构和数目异常（包括易位和倒位）等，这些患者可以表现为精子畸形率高与弱、少精子症，甚至无精子症同时存在。

综上所述，即使被诊断为精子畸形率过高，患者朋友们也没必要过于担忧，通过男科医生的综合评价，寻找原因，然后通过一些药物的治疗和生活习惯的改善，精子畸形是可以改善的。

（滕晓明）

—— 专家简介 ——

滕晓明

滕晓明，主任医师，医学硕士，同济大学附属第一妇婴保健院生殖中心主任。中华医学会生殖医学分会委员、伦理与管理学组委员、男科学组委员，上海市人类辅助生殖技术专家委员会委员，上海市医学会生殖医学专科分会副主任委员，上海市中西医结合学会生殖医学专业委员会常务副主任委员。擅长辅助生殖技术和男性不育等的诊治。

二十八、如何提高精子质量

精子诞生于睾丸中,形似小蝌蚪,头部含一个细胞核和一个顶体,尾部的中心含一条贯穿全尾的轴丝(类似鞭毛),中段含有螺旋状排列的线粒体。精子大约需要 10 周时间达到成熟,成熟后储存在附睾中。和女性通常每月只排一个卵子不同,每位正常成年男性每天要产生百万、千万、甚至上亿个精子。

然而,并不是所有"精子先生"都能和"卵子小姐"相遇——酒精、尼古丁、电离辐射等都可能使"精子先生"畸形。"出师未捷身先死",畸形的"精子先生"自然就不具备生育能力了。

就算有些精子是"游泳健将",能够顺利到达女性的生殖道内,大部分也会在酸性环境中失去活力而死亡,仅剩小小一部分精子能脱险并继续前进。历经重重关卡,能幸运地遇见卵子的精子真是万里挑一。

"精子先生"时常会疑惑,为啥每次体检结果都不太一样? 有时还相差甚远? 这是正常的,除了疾病因素外,男性的心情、生活习惯、环境因素、射精的间隔时间(禁欲期)长短和性行为频率都会影响精子的密度和精液质量。因此,精液分析数据一般都是取两次的平均值,若是数据波动太大,还会进行第三次精液采集。

生活实例

曾经有位身体倍儿棒的"壮士"预约了取精,结果在取精前夜通宵打麻将,过度劳累……万万没想到,第 2 天来医院检查竟突然成了"无精子症",精液里完全取不到精子!

"精子先生"又纳闷了:怎样才能强身健体、迎娶"卵子小姐"、走上人生巅峰呢?

(1)健康生活是基础:规律的作息很重要,如果不注意休息,不但伤身体,也会降低精子的质量。

（2）调整良好心态：如果男性的心理压力过大，可能会使性欲降低，导致性生活不和谐，严重者还会损伤精子活力。不如给他轻松的环境，让"精子先生"无忧无虑地健康成长。

（3）温度很关键：精子对温度的要求比较严格，必须在低于体温的条件下才能正常发育，过高的温度或造成精子活力下降，若高于 70 ℃会抑制精子生存。

（4）戒烟、少饮酒：造成精子质量日趋下降的原因有多种，其中就包括吸烟。瑞典乌普萨拉大学研究者一项发表在《科学》杂志上的论文表明：与非吸烟人群相比，长期吸烟的男人，Y 染色体变短，甚至消失。此外，虽然适当饮酒不会影响"精子先生"的质量，但是过度酗酒会。

取精前需要注意：①休息，保证睡眠质量，切忌熬夜、吸烟、酗酒、吸毒，否则将严重影响精子的质量。②保证个人清洁卫生，每天全身沐浴，多饮水，多小便，以减少泌尿道细菌增殖，采卵前夜需特别彻底清洁，尤其是男性生殖器部位，以减少精液污染的机会。③适当禁欲，IVF、ICSI 患者禁欲 3～5 天，严重少、弱精子症的患者可适当延长禁欲时间至 8～10 天。

（陈国武）

○ 摘编自"集爱遗传与不育诊疗中心"微信公众号 2016 年 2 月 23 日

—— 专家简介 ——

陈国武

陈国武，复旦大学附属妇产科医院上海集爱遗传与不育诊疗中心男科主任、主任医师。上海市医学会生殖医学专科分会委员，上海市医学会男科专科分会委员。擅长治疗不孕不育症、体外受精（试管婴儿）等。

二十九、男性不育应警惕遗传缺陷

随着不孕不育症的发病率越来越高，人们往往关注女方因素，而忽视了男方因素，即严重少、弱、畸形精子症患者。传统的体外受精技术，虽然能为男方不育症患者提供获得自己孩子的机会，却有传递遗传缺陷的风险，而第三代试管婴儿技术，则有望解决这一难题。

随着体外受精(IVF)技术的推广普及，特别是 ICSI 技术的应用，为严重少、弱、畸形精子症不育患者提供了获得子代的机会。ICSI 技术是以一种侵入性操作，直接将精子注入卵子，跨越了精子自然获能、顶体反应和穿透颗粒细胞与透明带的过程，而由此引起的卵母细胞激活也有别于 IVF 受精，绕过了受精过程中对异常精子的自然选择的诸多环节，有传递遗传缺陷的风险。有报道显示：通过 ICSI 技术出生缺陷为 9.9％，高于 IVF 的 7.2％和自然妊娠的 5.8％。这种子代遗传学风险的增加并非 ICSI 技术本身所致，而是男方的精子本身存在某些缺陷传递给了子代。

而优生优育观念的深入，使人们不仅要生育后代，更加关心如何生育健康的后代。胚胎植入前遗传学筛查(PGS)，也就是俗称的"第三代试管婴儿技术"有望解决这一难题。PGS 可直接对胚胎的遗传物质进行分析，准确判断胚胎是否存在染色体异常，筛选出真正健康的胚胎。有临床试验数据显示，PGS 可将反复流产人群的流产率从 33.5％降低至 6.9％，同时将临床妊娠率从依赖形态学的 45.8％提高至 70.9％。

门诊接诊了一位不育的男性患者，精子数量极少，每个高倍镜下只看到 0～1 个精子。医生给患者进行了全面的遗传学检查，常染色体检查正常，但是 Y 染色体微缺失检测发现 C 区缺失。这就意味着如果患者生育一个男孩的话，长大以后会面临他父亲一样的生育困扰，生育女儿则是健康的。患者在男科门诊了解到这一切后，又咨询了生殖遗传专家，决心选择生育一个健康的女孩。IVF 和 ICSI 治疗都无法确保这一结果，患者申请并经医院生殖伦理委员会讨论后，同意用第三代试管婴儿技术治疗，满足他们的心愿。现在，一个健康的女宝宝已经在妈妈肚子里健康地生长了。

辅助生殖治疗,特别是试管婴儿治疗,对不育家庭来说是一个重大的选择,现代医学的发展趋势是精准医学,因此,严重男性不育患者在选择治疗方法时,也应与时俱进,了解最新医学进展,选择最佳诊疗方案,从而生育一个健康聪明的宝宝。

(平　萍)

○ 摘编自《澎湃新闻》2017 年 2 月 19 日

—— 专家简介 ——

平　萍

平萍,医学博士,上海交通大学医学院附属国际和平妇幼保健院辅助生殖科男科主任医师。擅长男性生殖医学(男性不育的显微外科治疗),精子发生与男性生育力保存的科学研究。

三十、有难题时，记得来找我"喝咖啡"

妻子说："这个医院挂号费好贵呀，可以买两杯咖啡了。而且说了半天，什么药都没开！"

丈夫说："别心疼这点钱了！如果不来，怎么知道我们怀孕风险这么大，反复流产你的身体也吃不消！"

上面这段真实又有趣的对话出自一对刚进行遗传咨询的夫妻之口。

这对夫妻纠结了一段时间，在遗传咨询师那儿"喝了好几次咖啡"，终于决定采用第三代试管婴儿技术。好事多磨，他们在第二次取卵周期后，才筛选到了适合移植的胚胎。幸运的是，第一次移植就成功怀孕！现在，妻子已经怀孕6个多月，在孕4月余时经过羊水穿刺检查了胎儿染色体，也再次验证了胚胎筛选的结果，只管安心期待孩子的出生！

遗传咨询并非简单的吃药打针就可解决问题，而是对一些遗传病和具有遗传特性的疾病进行发病、遗传方式、再发风险、有无预防措施及诊断方法等内容的商谈。

"生育赌注"之苦

在第三代试管婴儿技术诞生之前，有些夫妇只能不停尝试怀孕，胚胎是否停止发育只能顺其自然，这就是所谓的"生育赌注"。很多妻子反复流产、反复刮宫，苦不堪言。

第三代试管婴儿技术给这样的患者带来了福音，在体外受精得到胚胎后，对每个胚胎进行"活检"得到少量细胞，利用先进的SNP基因芯片技术检查胚胎的23对染色体拷贝数，筛选出适合移植的胚胎。这样怀孕以后，胚胎大多能正常发育起来。

"生育赌注"终结者

终结"生育赌注"只有两种尝试的方法：一个是一次次拿妻子的身体尝试，直到有一次尝试成功；另一个是利用第三代试管婴儿技术对胚胎进行筛选，直到得到正常可移植的胚胎再尝试怀孕。后者虽然不一定会很顺利地马上怀孕，但一旦怀孕，胚胎正常发育的机会就非常大。

简单来说，遗传咨询就是和患有或生育过先天性或遗传性疾病的患者家庭成员进行交流，明确他们的生育风险，制订生育策略，提供诊断和"可能"治疗的信息。正因为这些先天性或遗传性疾病的治疗措施非常有限，所以交流的过程非常重要。

即便整个交流过程都没有吃药打针那样"有实质性"的内容，但一点儿也不能省，而且常常需要反复几次才能帮助患者定下方法策略。

当遇到以上这些难题时，记得来找我"喝咖啡"哦！

（伍俊萍）

○ 摘编自"集爱遗传与不育诊疗中心"微信公众号 2015 年 12 月 8 日

—— 专家简介 ——

伍俊萍

伍俊萍，复旦大学附属妇产科医院上海集爱遗传与不育诊疗中心副主任医师、遗传咨询师、医学博士。擅长遗传咨询，产前诊断，治疗各年龄段妇科内分泌疾病，如功能失调性子宫出血、月经失调、闭经、不孕症、子宫内膜异位症、更年期综合征、更年期保健等。

三十一、什么是染色体病

正常人一共有 23 对染色体，父亲和母亲各自通过精子和卵子遗传给孩子 23 条染色体，因此正常人的染色体数目是 46 条。其中 1～22 号染色体为常染色体，另加 2 条性染色体组成了正常人染色体，女性有 2 条 X 染色体(46,XX)，男性有 1 条 X 染色体和 1 条 Y 染色体(46,XY)。

但是，如果精子和卵子含有的染色体数目不是 23 条，而是丢失或者增加 1 条，或者 23 条染色体并不完整，某一段丢失了或增加了，就会造成染色体疾病，这种染色体病大部分不是遗传的，而是细胞分裂过程中产生的疾病。可能在受精卵细胞形成前，精子和卵子染色体异常了；也可能受精卵细胞形成后，一开始的染色体正常的，在随后的细胞分裂过程中产生了分离异常，发生了染色体疾病。

最常见的染色体病就是 21 三体综合征(唐氏综合征)、13 三体综合征、18 三体综合征等，即唐氏筛查时进行风险筛查的染色体疾病。但每一条染色体、每一段染色体都可能丢失或者增加，形成各种各样的染色体缺失、重复综合征，造成出生缺陷。

随着技术的发展，基因芯片、二代测序等检测染色体微小拷贝数变异的技术也开始了临床使用，使得更多的染色体微缺失、微重复综合征可以进行准确诊断。这些染色体疾病涉及染色体微小片段的丢失或者增加，造成胎儿生长发育迟缓、畸形或者出生后智力低下。

较常见的微重复或者微缺失综合征通过传统的羊水细胞培养法是无法准确诊断的，需要通过基因芯片进行。在儿科专业，如果新生儿或者幼儿有发育异常，基因芯片是推荐的第一线的诊断方法。

专科医院可通过绒毛活检、羊膜腔穿刺(羊水穿刺)等进行产前胎儿染色体疾病检测，通常是基因芯片与细胞培养染色体同时进行，在检查常见的染色体疾病外，也同时检测了染色体微重复、微缺失综合征，是比较全面、快速、准确的染色体检查。

如果胎儿存在较严重的染色体疾病，就可以选择优生性引产，降低出生缺陷概率。因为染色体病的咨询是非常专业的，所以一般如果产前诊断有染色体异常胎儿,建议去遗传专科进行详细的遗传咨询,了解各种风险和再发概率后,根据自己家庭情况再进行后续处理。

　　总之,染色体重复或者缺失综合征存活患儿因为多发畸形、智力低下、发育迟缓,需要终身护理和康复,对于家庭和社会来说都是比较沉重的负担。对于容易发生染色体疾病的高龄孕妇、不良生育史的高危孕妇及各种不同产前筛查高危的孕妇进行产前诊断,降低染色体异常的出生缺陷发生概率,是产前诊断工作者的首要目的之一。

（雷彩霞）

○ 摘编自"集爱遗传与不育诊疗中心"微信公众号 2016 年 8 月 1 日

—— 专家简介 ——

雷彩霞

　　雷彩霞,妇产科学硕士,复旦大学附属妇产科医院上海集爱遗传与不育诊疗中心副主任医师。擅长生殖与遗传、妇科内分泌疾病、产前诊断及生殖器发育异常等的诊治。

三十二、如何精准控制出生缺陷

出生缺陷是指由先天性、遗传性和不良环境等原因引起的出生时存在的各种结构性畸形和功能性异常的总称，遗传性出生缺陷占出生总缺陷约 30%。遗传因素包括了染色体异常和单基因突变，其中，所有新生儿中，染色体异常占 0.92%。

目前，已发现的人类染色体数目异常和结构畸变有 3 000 余种，已确认染色体病综合征上百种，包括 21 三体综合征、13 三体综合征、18 三体综合征、性染色体异常(特纳综合征、克兰费尔特综合征)等。

遗传性出生缺陷的另一庞大群体为基因遗传病，疾病的发生主要受一个基因座上的基因控制。尽管单种疾病的发病率低，但种类多，已确定了 7 000 多种，并且每年以 10～50 种的速度递增。

数据显示：我国出生缺陷率高达 5.6%，每年新增出生缺陷数约 90 万例，其中出生时临床明显可见的出生缺陷约有 25 万例；我国每年因出生缺陷造成的经济损失超过 200 亿元。目前，国家对出生缺陷制订了三级预防措施。

(1) 一级预防。婚前检查、遗传咨询、孕前保健等措施防治出生缺陷的发生措施：免费婚前医学检查、农村育龄妇女免费增补叶酸等。

(2) 二级预防。孕期通过早发现、早诊断和早采取措施减少缺陷儿的出生措施：孕产期保健服务、产前筛查、产前诊断。

(3) 三级预防。缺陷患儿出生后采取及时、有效的诊断、治疗和康复，提高患儿的生活质量，防止病残，促进健康的措施：先天性甲状腺功能减退症、苯丙酮尿症(PKU)等遗传代谢病和听力障碍筛查工作。

如何从临床上精准地控制有缺陷的婴儿出生，这其中就不得不提到新型的产前诊断技术——植入前胚胎遗传学诊断技术(PGD)。该技术将辅助生殖与遗传学技术相结合，将诊断时机前移到胚胎植入子宫内膜前，即孕前阶段。

另一项需要提到的技术是植入前胚胎遗传学筛查(PGS)，该技术通过对染色体数目异常的筛选，选择染色体整倍体的胚胎进行移植；旨在为进行试管婴儿的不育患者提高 IVF 的妊娠成功率，防止移植非整倍体胚胎，减少流产率。

目前，PGD 的适应证主要包括染色体结构或数目异常、单基因遗传疾病、人类白细胞抗原(HLA)配型治疗同胞血液病以及定制无癌婴儿等;PGS 的适应证主要包括孕早期反复自然流产、反复助孕技术失败、高龄(＞38 岁)、严重男性因素不育患者、生育过染色体异常出生缺陷患儿的患者以及前期曾接受放射治疗等。

（黄荷凤）

○ 摘编自《生物探索》2015 年 12 月 23 日

三十三、从 PGD 技术应用的临床实例谈出生缺陷的防控

李太太怀孕 16 周的时候通过产前基因诊断，发现子代患有先天性无痛无汗症。目前先天性无痛无汗症尚无根治方法，只能采取保护性措施，防止自残及外伤，出现外伤或溃疡时应及时处理；气温高时予以物理降温。李太太夫妇五年前育有一先天性无痛无汗症患儿，已夭折。不幸的是此次产前基因诊断显示胎儿携带同样的致病突变位点，李太太夫妇得知这个消息后，很难过，决定引产后选择 PGD（植入前胚胎遗传学诊断技术）来获得一个健康的孩子。医院优化好单细胞基因检测方案，已进入辅助生殖的治疗阶段。

来进行单基因病 PGD 较多的家系还有成人型多囊肾病，这类遗传病的男性患者高比例合并严重的少、弱精子症，自然状态下无法生育，因此也只能求助于辅助生殖和 PGD 技术。

有家族遗传病背景的夫妇一定要来孕期咨询门诊

如果有家族遗传病背景，在孕前需要到孕前咨询门诊咨询，即使没有表征，也需要确认遗传信息，对家族进行基因筛查。这样通过孕前检测、排查，可以从根本上阻断遗传病下行传递。如果没有进行孕前咨询，而是通过产前检查发现单基因遗传病指征，引产后再来 PGD，整个诊疗时间就会延长。除了引产孕妇需要较长的身心恢复期外，单基因疾病的 PGD 由于其流程比较复杂，花费的时间也相对较长，通常至少需要几个月；遇到某些特殊情况，则可能需要 1～2 年，因此不仅留给医生的治疗时间少，而且女性和家庭都要承受更多的心理和生理痛苦。

已发现有染色体异常患儿或者复发性流产的家庭，也建议进行遗传咨询和孕前进行 PGS，可以提高胚胎的着床率，降低胚胎存在染色体疾病的风险。因为目前成熟的全基因组范围检测染色体拷贝数变异的芯片技术平台，因此检测周期并不长。

努力开创更安全的 PGD 技术

对于 PGD 下一步的研究方向，一方面，应该从其安全性考虑，希望可以选取检测的样品更加微量，减少胚胎损伤，同时获得可靠的检测结果。另一方面，需要进一步进行子代风险评估，建立长期随访机制，进行安全性评价。目前有关 PGD 风险评估和子代随访的研究成果证实：卵裂球期胚胎活检单细胞进行 PGD 的子代遗传信息检测尚无出现异常，安全性好。

（黄荷凤）

○ 摘编自"转化医学网"

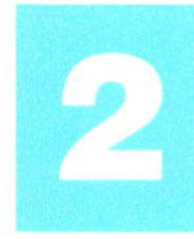

CHAPTER TWO

问名医

生育基础篇

1. 正常排卵性月经是如何发生的

月经是指伴随卵巢周期性变化而出现的子宫内膜周期性脱落及出血。正常月经具有周期性，出血第 1 天为一个月经周期的开始，两次月经第 1 天的相隔时间为月经周期，一般为 28 天，波动范围为 21～35 天。经量为一次月经的总失血量，正常月经量为 20～60 毫升，超过 80 毫升为月经过多。月经来潮标志着月经周期的开始，规律月经的出现是生殖功能成熟的重要标志。

女性月经周期的调节是一个很复杂的过程，由大脑皮层支配，受下丘脑、垂体和卵巢共同调节，作用于子宫内膜而完成。下丘脑分泌促性腺激素释放激素（GnRH），通过调节垂体促性腺激素的分泌，进而调节卵巢功能；卵巢分泌的性激素对下丘脑-垂体又有负反馈作用。三者相互调节、相互影响、相互制约，形成一个完整而协调的神经内分泌轴，称为下丘脑-垂体-卵巢轴（HPO 轴）。

正常排卵性月经周期分为增殖期、分泌期和月经期。

（1）增殖期为月经周期第 5～14 天，相当于卵巢的卵泡期。在雌激素作用下，子宫内膜逐渐增厚，内膜表面上皮、腺体、间质、血管均呈增殖性变化。

（2）分泌期为月经周期第 15～28 天，相当于卵巢周期的黄体期。黄体分泌的雌、孕激素使增殖期内膜继续增厚，腺体增长弯曲，出现分泌现象，血管迅速增加，更加弯曲。此时的子宫内膜含丰富的营养物质，有利于受精卵着床发育。

（3）月经期为月经周期第 1～4 天，子宫内膜功能层从子宫表面崩解脱落，这是雌、孕激素撤退的最后结果，脱落的内膜碎片及血液一起从阴道流出，即月经来潮。月经来潮前 2 天，促卵泡激素（FSH）开始上升，启动卵泡募集及优势卵泡的选择直至排卵。

（高敏芝）

2. 评估女性卵巢功能的指标有哪些

评估女性卵巢功能的临床指标是年龄和月经周期。女性在 35～37 岁以后生育力会直线降低，这与卵巢储备功能下降密切相关，基础卵泡的数量和质量会随着年龄增长而下降。但是由于存在个体差异，对于卵巢早衰的患者，虽然年纪轻，但是卵巢功能却很差。卵巢功能减退还可表现为月经周期模式的改变，即出现月经周期缩短、经期缩短、经量减少或月经紊乱。

检查技术包括激素测定和影像检查。激素检查包括性激素六项、抗苗勒氏管激素（AMH）等。月经期基础 FSH 升高是卵巢功能减退的典型表现之一，卵巢功能减退的女性卵泡会提早出现，因此基础雌二醇（E_2）水平也会高。AMH 是一种糖蛋白激素，是储备卵泡表达最高的激素标志物，不受月经期的限制，能更加准确地判断卵巢功能；与年龄密切相关，年龄越大，AMH 浓度越低。影像检查一般在月经期进行，由经验丰富的医生使用经阴道超声探头，计数两侧卵巢内直径 2～10 毫米的窦卵泡，同时测量卵巢体积，以评估卵巢储备功能。

特别提醒

目前对于卵巢功能改善并没有非常有效的治疗方法，主要从改善生活方式入手。首先，平时要注意保持充足的睡眠时间，这样有助于延缓卵巢早衰。其次，肥胖是影响女性生育力的重要因素，要注意锻炼，多吃新鲜蔬果，保持营养均衡。

另外，可以应用一些弱雄激素制剂药物，如脱氢表雄酮（DHEA），改善卵巢功能。最后，对于一些卵巢早衰的患者还可以应用一些仍在研究的潜在方法——现代生物技术治疗，如间充质干细胞移植、脂肪干细胞移植等，帮助恢复卵巢功能，具有较好的前景。

（高敏芝）

3. 月经不规律是什么原因

月经不规律，出现推迟或提前是月经不调的常见表现，表现为月经周期延迟 7 天以上或经期短于 21 天，并持续两个周期以上。月经不调还可表现为月经周期不规则及月经量的异常，出现月经过多、过少或闭经，持续时间过长或淋漓出血。

引起月经不调的病理原因有两大类。

（1）神经内分泌功能失调：主要是下丘脑、脑垂体肿瘤，或各种病变等原因引起的卵巢排卵异常或排卵障碍，均可导致月经异常。

（2）器质病变或药物等：①生殖器官局部的炎症和肿瘤，包括子宫肌瘤、子宫内膜息肉、宫颈息肉、子宫内膜癌，或颅内肿瘤疾患等；②其他内分泌功能失调，如严重肝病、肾病、血液病等；③使用治疗精神病的药物或采取宫内节育器避孕者均可能发生月经不调；④某些职业（如长跑运动员）容易出现闭经；⑤月经不调还要注意与妊娠有关的疾病，如宫外孕等。⑥一些外在因素也会导致月经不调，如情绪异常（如长期的精神压抑、精神紧张或遭受重大精神刺激和心理创伤都可导致月经失调或痛经、闭经），寒冷刺激（妇女经期受寒冷刺激，会使盆腔内的血管过分收缩，可引起月经过少甚至闭经），节食（由于机体能量摄入不足，造成体内大量脂肪和蛋白质被消耗，致使雌激素合成障碍而明显缺乏，影响月经来潮，甚至经量稀少或闭经），嗜烟、酒引起月经失调（烟草中的某些成分和酒精可以干扰与月经有关的生理过程，引起月经失调），电磁波（长期作用于人体会影响女性的内分泌和生殖功能，从而导致内分泌紊乱，引起月经不调），滥用或经常大量地使用抗生素，长期服用避孕药（可引起女性内分泌失调，导致月经不调，引起不排卵，甚至闭经）。

（赵晓明）

—— 专家简介 ——

赵晓明

赵晓明，上海交通大学医学院附属仁济医院生殖医学科主任医师、博士。曾任中华医学会妇产科分会内分泌学组委员、上海市医学会生殖医学专科分会副主任委员，上海市中西医结合生殖医学专业委员会副主任委员。

4. 女性激素是如何发生作用的

女性激素系统的控制中心位于大脑（下丘脑和垂体），大脑确保产生激素的卵巢和接受激素调节作用的器官之间的协调。

下丘脑位于脑底部，不断接收来自大脑和身体其他部位的信息，并把这些信息转化成激素性化学"命令"（促性腺激素释放激素），每隔一段时间就释放一些激素，通过静脉传达到腺垂体。心理紊乱、各种创伤都可以直接刺激下丘脑，而下丘脑可以把这些"感受"传递到整个女性生殖系统。

垂体位于下丘脑的下方，它指挥着卵巢、甲状腺和肾上腺等大部分腺体。垂体在下丘脑释放的促性腺激素释放激素刺激下，分泌两种对卵巢有直接作用的激素(促性腺激素：卵泡刺激素和黄体生成素)。卵泡刺激素(FSH)促进包容着卵子的滤泡长大、成熟。黄体生成素(LH)促进排卵和维持随后的黄体功能。这些促性腺激素密切配合，才能获得高质量的卵子和排卵。

卵巢是女性的性腺，主要功能是产生卵子和分泌女性激素，主要是雌激素、孕激素和少量雄激素。在中枢神经系统的下丘脑和垂体的调控下，卵巢发生周期性变化，伴随这一变化的还有子宫内膜周期性脱落及出血，即月经。规律性月经的出现是生殖功能成熟的标识。

以性成熟女性的一次月经周期为例，月经期，伴随内膜脱落和出血，子宫内膜功能层排出体外，在垂体分泌的卵泡刺激素(FSH)影响下，卵巢内卵泡开始发育，起初分泌雌激素量很少，至月经第 7 天，卵泡分泌的雌激素量迅速增长(卵泡期不分泌孕酮)，到排卵前达到高峰。伴随雌激素水平的升高，子宫内膜逐渐增厚。雌激素能够促进子宫肌细胞增生和肥大，使子宫内膜腺体和间质增生、修复。雌激素使阴道上皮细胞增生和角化，宫颈口松弛、扩张，宫颈黏液分泌增加，为性生活的舒适度和精子在女性生殖道的运行提供支持。雌激素水平可以对下丘脑和垂体发生反馈调节。

排卵后由于卵泡液中雌激素释放到腹腔中，使循环中雌激素暂时下降，排卵前成熟的卵巢颗粒细胞在黄体生成素(LH)高峰的作用下黄素化，开始分泌少量孕酮，并继续分泌雌激素。

随黄体的发育，孕酮分泌逐渐增加，到排卵后 7～8 天黄体成熟时，雌激素形成又一高峰，孕激素分泌量达到高峰，此时如果没有发生妊娠，黄体逐渐退化、萎缩，雌孕激素水平逐渐下降，至月经期达到最低水平。如果排卵期有受精和胚胎形成，排卵后 7 天左右胚胎移行进入子宫腔，在子宫内膜发生种植，胚胎分泌的人绒毛膜促性腺素可维持黄体细胞功能，继续分泌雌激素、孕激素，两者起到维持妊娠的作用。

孕激素能兴奋体温调节中枢，使基础体温在排卵后升高 0.3～0.5 ℃。孕激素能降低子宫平滑肌兴奋性，使增生期子宫内膜转化为分泌期，为受精卵着床做好准备。雌、孕激素促进女性生殖器和乳房发育，为妊娠做好准备，具有协同作用。两者又有拮抗作用，如孕激素限制雌激素引起的子宫内膜增生，使之转化为分泌期。另外，在子宫收缩、输卵管蠕动、宫颈黏液变化等方面，雌、孕激素均相互制约，维持着平衡。

女性的肾上腺和卵巢都能分泌少量雄激素。雄激素促进女性外生殖器、阴毛、腋毛生长，促进肌肉生长，刺激红细胞增生，并参与骨生长的调节。

(高玉平)

—— 专家简介 ——

高玉平

高玉平，上海交通大学医学院附属新华医院生殖医学中心负责人、副主任医师、医学博士、辅助生殖临床专家、胚胎学家。上海市中西医结合学会生殖医学专业委员会委员。擅长不孕不育、月经不调、多囊卵巢综合征、子宫内膜异位症等疾病的诊治及辅助生殖各项技术。

◀ "上海新华医院生殖中心"微信公众号

5. 吸烟对生育有影响吗

研究证实，吸烟对男性及女性的生育能力均有明显的毒害作用。伴随吸烟产生 4 000 多种成分，包括尼古丁、焦油、一氧化碳、多环芳烃、重金属等。由于毒性成分复杂，解释其毒性机制也比较困难。

吸烟女性从开始尝试怀孕到获得妊娠的时间延长，妊娠后发生流产、低出生体重儿的风险增加。科学家并不明确其中的具体机制，但研究提示吸烟可能影响雌激素合成并可能使卵泡耗竭。由于雌激素刺激宫颈黏液分泌，所以吸烟还影响宫颈黏液分泌。此外，在吸烟女性的宫颈黏液中发现存在尼古丁，而尼古丁可以毒害精子。吸烟还可使更年期提早出现，减少女性的有效生育时间。

目前已知吸烟可影响输卵管功能、胚胎卵裂、囊胚形成和胚胎植入。16 岁之前开始吸烟和每天吸烟超过半包的女性发生输卵管性不孕的风险更高。如果性伴侣超过 5 个或曾使用宫内节育器，这种风险增加得更多。此外，女性吸烟者发生输卵管妊娠的风险增加一倍，且更易发生早产和流产。吸烟女性备孕超过一年才怀孕的概率是不吸烟女性的 3～4 倍。

吸烟也会影响男性的生育能力。吸烟增加生精细胞的氧化应激、脱氧核糖核酸(DNA)损伤和细胞凋亡。吸烟男性产生的精子较少(吸烟者的精子数量比不吸烟者减少约 15％)，精子活力也减弱，且畸形精子比例明显增加。一项研究对停止吸烟之后的男性进行了 5～15 个月随访，结果发现，男性停止吸烟后精子数量增加了 50％～80％。这表明，一旦男性停止吸烟，其精子数量的减少是可能逆转的。

吸烟也会影响辅助生殖技术治疗的成功率。吸烟女性体外受精成功率往往不如非吸烟者高，38％的女性非吸烟者在第一个周期成功妊娠，而吸烟女性的成功率为 28％。如果曾经吸烟，戒烟可以减少对卵巢功能的不良影响。上述研究表明：无论男性或女性吸烟者，在接受辅助生育技术治疗之前，戒烟均有利于改善结局。

此外，吸烟会影响随后几代人的生育能力，母亲若在妊娠期间吸烟，其女儿妊娠后的活产率下降。

（王　波）

—— 专家简介 ——

王　波

王波，医学博士，上海交通大学医学院附属新华医院生殖医学中心副主任医师，上海市医学会生殖医学专科分会青年委员。擅长月经紊乱、多囊卵巢综合征的诊治，以及辅助生育促排卵方案的灵活应用。在不孕症合并子宫内膜异位症、胰岛素抵抗、肥胖症、自身免疫性甲状腺疾病等复杂情况的助孕治疗方面具有丰富经验。

6. 饮酒与不育有关吗

关于饮酒与生育能力的关系，现有的报道存在一定争议。大多数研究认为，大量饮酒的男/女性生育力下降，而未发现轻、中度饮酒对生育力有明显不良影响。

男性长期大量饮酒对生殖能力有危害，酒精能够降低精子的质量、干扰性欲和性功能。长期饮酒的男性肝功能受损，血雌二醇水平升高，睾酮维持性欲和精子质量的效应下降。酗酒并伴有酒精依赖性的男性，在启动戒酒的两周内血泌乳素水平与不饮酒的对照组相比明显升高，戒酒 2 周以后轻度下降。

重度嗜酒可导致睾丸缩小，睾丸产生睾酮的细胞功能障碍、分泌睾酮水平下降。受累患者可出现面部和阴部体毛脱落、前列腺体积缩小，而男性乳房过度发育，精子畸形率明显升高。酒精作用于中枢，影响下丘脑-垂体-睾丸轴，以及作用于睾丸。嗜酒者精液量减少，精浆中白细胞浓度增加。饮酒男性发生尿道炎的比例增加。停止饮酒后，精液质量可以呈现一定程度好转。饮酒量极少的情况，如每天一杯啤酒或酒精饮料，不会造成雌激素水平升高。另外，遗传背景和营养缺乏都影响到酒精对生精功能的损害程度。

母亲怀孕期间饮酒会影响子代的精子质量。推测出生前暴露于酒精可以引起印迹基因 *H19* 甲基化水平降低，导致生精功能减退。

由于早期胚胎更容易受到酒精的不利影响，打算怀孕的女性在排卵期到下次月经来临(表明未怀孕)期间应该避免饮酒。对于健康男性，偶尔适度饮酒不会影响生殖健康。对于已经存在生育困难的夫妇，应该限制饮酒量或尽可能不喝酒。

（王　波）

7. 喝咖啡对生育有影响吗

饮用咖啡对于女性生育功能是否有影响目前研究结果不一，大多认为与摄入咖啡因的剂量有关。少量饮用咖啡不增加女性发生不孕症的概率，也不增加流产率和新生儿出生缺陷的概率。一些研究发现：如果每天饮用咖啡 5 杯或以上，与女性不孕症和流产存在一定关联。

咖啡具有特殊香味和提神醒脑的功效，成为人们最喜爱的饮料之一，尤其在快节奏生活的青年人当中，喝咖啡还具有时尚元素。咖啡因存在于多种植物中，如咖啡豆、茶、可可豆和可乐树的坚果。咖啡因属于黄嘌呤类，碱性，在神经系统某些突触处可以发挥神经递质的作用。通常一杯 150 毫升的咖啡中咖啡因的含量是 60～150 毫克。一杯去除咖啡因的咖啡中，咖啡因含量仅为 2～5 毫克。正常人饮用小剂量咖啡因(50～200 毫克)后，会有精神振奋、疲惫减轻的欣快感觉。服用咖啡因剂量过大时(400～500 毫克)，可出现神经过度紧张、手足震颤、失眠和顽固性头痛等症状。咖啡因可以在体内停留几个小时，喝咖啡后，需要 2～6 小时才能将一半的咖啡因排泄出去。

妊娠期过量服用咖啡(咖啡因＞600 毫克/天，或＞8 杯/天)可能增加流产、早产、小于胎龄儿等产科并发症的发生率。2017 年《男科学杂志》发表的研究结果：辅助生育治疗之前男方咖啡因摄入量、酒精摄入量与精液参数无相关。但助孕前大量饮用咖啡的男性(≥272 毫克/日)其妻子妊娠后活产率为 19％，明显低于咖啡因摄入量少的男性(＜99 毫克/日)，后者妻子妊娠后活产率为 55％。

特别提醒

少量饮用咖啡（每天 2 杯以内）对怀孕没有明显不良影响，大量饮用咖啡（每天 5 杯以上）对女性生育能力存在潜在危害。孕妇每日咖啡因摄入量不应超过 200 毫克。

（王　波）

8. 环境雌激素与不孕有关吗

环境雌激素是指在环境中的具有女性激素（雌激素）作用的物质。这些雌激素样物质自然存在于一些植物或人们的饮食中。另外，人造塑料、杀虫剂、2,3,7,8-四氯代二苯并（二噁英）、呋喃类药物等中也含有雌激素样物质。还有一种人造雌激素己烯雌酚，曾被用于预防家畜和家禽流产、促进生长。

由于环境雌激素能够长期潜存在体内并能模拟天然雌激素的作用，类似机体内分泌系统的信号，引起或阻断体内天然激素的作用，因此理解这些物质的作用很重要。乳腺、子宫、前列腺、脑、皮肤等组织上的激素受体与激素结合，维持身体的正常活动和激素的平衡。细胞上的受体是激素作用的传递者，合成的化合物同样能够模拟激素的作用，与这些受体相结合。

一些外源性化学物质与发育中的脑、乳房、男性或女性的生殖器官等组织的雌激素受体结合，引起雌激素样作用，导致不同疾病，如阴道上皮过度增生、乳腺过早发育、男胎女性化和不育症。

越来越多的证据表明，一部分男性因素不育（如畸形精子症、弱精子症等）是环境有害物质作用的结果。环境雌激素还与男性或女性生殖道癌、子宫内膜异位症、子宫肌瘤的发生有关。

（王　波）

9. 环境中的塑化剂究竟对生育有多大影响

2011 年，台湾爆发严重食品安全事件，大量品牌食品饮料被发现非法添加了对人类有害的塑化剂（DEHP），公众哗然。由此，塑化剂危害也进入公众视野，引起关注。

塑化剂不仅用于塑料制品的生产，在橡胶、黏合剂、树脂、电缆等材料中也有应用。DEHP 还常存在于家居生活中,例如聚氯乙烯(PVC)地板、油漆等装修材料,塑料手套、一次性塑料水杯、玩具、鞋类、雨衣、浴帘、银行卡等日用品,保鲜膜、包装袋等食品包装,以及发胶、口红、指甲油、乳液等化妆品中。塑化剂不仅危害人类健康,而且可能是导致人类不孕不育的重要因素之一。

实验人员通过动物实验发现,DEHP 的急性毒性并不大,但 DEHP 最重要的是潜在的慢性毒性。在已发表的关于 DEHP 的毒性研究论文中,研究人员通过体内动物实验、体外细胞实验或回顾人体暴露水平的流行病学调查方法,证明 DEHP 有类雌激素效应、肝毒性、肾毒性,可能致癌,最重要的是,会导致不孕不育。

如果 DEHP 在体内长期累积,会引发激素失调,引起细胞代谢紊乱,导致人体免疫力下降。最严重的是影响生殖能力,造成孩子性别错乱,诱发儿童性早熟。塑化剂还会伤害人类基因,导致心血管系统、肝脏和肾脏功能受损。并且,DEHP 所致不孕不育和脏器功能异常,还可能通过基因遗传给下一代。

因此,孕妇和备孕期妇女需要尽可能避免接触 DEHP。但是,因为塑化剂普遍存在于日常生活中,对于现代人来说,完全避开塑化剂几乎不可能。在避免接触 DEHP 的策略上,有以下几点需要注意:①孕期准妈妈们尽量不使用发胶、口红、指甲油、香水等。②在选择食品容器时,应当避免使用塑料材质,改以高质量的不锈钢、玻璃、陶瓷器皿为主;最好不要用塑料瓶来装酒和油,如果一定要装,最好选择瓶底或瓶身上有个三角标志,三角里面有数字"1"的塑料瓶,并存放在阴凉通风处。③选择日常用品时,要避开 PVC 材料,如果塑料制品上标有"PVC",说明里面含有 DEHP 这类物质,购买和使用时要格外注意;如果闻到较大异味,就说明其污染物浓度较大,应该果断弃用;过软、过小的塑料制品要少买,特别要注意有刺鼻的"塑料"气味,或摸起来有点油腻黏稠感的塑料制品,应谨慎选择。④用微波炉加热时,不能带着保鲜膜一起加热,特别是肉类,多数保鲜膜含有邻苯二甲酸酯类物质,一旦接触油脂,就会释放有毒有害物质。⑤家装尽量选择信誉好的知名品牌。

(高玉平)

10. 肥胖会影响生育能力吗

随着生活水平的提高及饮食结构、生活方式的改变,肥胖症的发生率逐年增加,并呈年轻化趋势。肥胖不仅与高血压、糖尿病、心血管疾病等紧密相关,还在多方面影响人类的生殖健康。体重指数(BMI)是衡量体重和身高关系的简便指数,是国际公认的成年人肥胖程度的客观指标。BMI＝体重(千克)/身高(米)的平方。2000年,国际卫生组织(WHO)针对亚洲人制定的肥胖标准为:BMI 18.5～23为正常,超过23为超重(危及健康),超过25为轻度肥胖,超过30则为重度肥胖。

肥胖常造成下丘脑-垂体-卵巢轴功能紊乱,导致排卵困难。相当一部分肥胖女性伴随月经不规则,自然怀孕的概率下降。由于肥胖者存在组织细胞代谢紊乱、血清和卵巢局部胰岛素水平升高,阻碍了卵泡的功能细胞——颗粒细胞的能量代谢和正常功能。卵泡生长中后期易出现停滞、成熟障碍。据研究报道:多囊卵巢综合征患者降低体重5%以上就能改变或减轻月经紊乱,有利于恢复排卵及生育功能。

正常生理状态下,人体氧化性毒物的产生和清除保持着动态平衡,当两者失衡,并倾向氧化状态时,过多的自由基使机体处于一种应激状态,称为氧化应激,产生氧化损伤,最终导致细胞死亡和组织损伤。肥胖型多囊卵巢综合征患者较正常体重的患者氧化应激损伤更严重;越肥胖,氧化应激损伤越严重。

肥胖者卵子内的物质和能量代谢也出现异常改变,对卵子质量产生不利影响。如卵母细胞氧化-抗氧化平衡失调,导致排卵后卵母细胞加速老化,受精及卵裂能力下降,胚胎发育潜能也明显降低。因而受孕能力下降,流产率增高。

由于上述因素,肥胖患者如果接受辅助生育技术治疗,其促排卵时间、促性腺激素的使用量均增加(伴随药物费用增加),因卵泡发育差而取消周期的比例增加,而能够获得的卵子数量减少、质量低下。

随着BMI增加,男性精液参数如精子总数、浓度、活动精子比例均不同程度下降,同时伴有血清性激素的改变。因此,超重和肥胖也危害着男性生育能力,选择富含抗氧化剂(如维生素E、维生素C、硒、锌等)、低饱和脂肪酸的饮食能够改善精液质量。

(王　波)

11. 肥胖对妊娠有什么危害

肥胖女性妊娠后,妊娠期高血压、妊娠期糖尿病、早产等的发病率均增加。BMI＞30者胚胎移植后的临床妊娠率、活产率明显下降。功能正常的子宫是受孕的必备条件之一。肥胖者的子宫内膜或宫内环境对于胚胎发育不利。肥胖女性妊娠早期，子宫内膜新血管生成和胎盘发育不良，高胰岛素血症伴随血栓倾向，胎儿血液供给减少；胎盘局部炎症和免疫细胞增加，胎儿暴露于异常的细胞因子环境中且营养供应不足。这些机制可以解释肥胖者流产率高（胚胎停育、稽留流产等）及容易发生多种产科并发症的原因。

肥胖是遗传因素和生活方式共同作用的结果。对肥胖女性来讲，为了能够恢复排卵、实现安全健康妊娠，避免母胎不良结局的出现，一定要在有经验的生殖内分泌医生指导下进行检查，纠正甲状腺功能异常、胰岛素抵抗等常见引起代谢失衡的原因，并通过药物（价廉、安全、有效）、调整饮食结构、合理运动来安全有效地减轻体重。

辅助生育技术为解决输卵管阻塞或男性少、弱精子症等相关不孕症带来了福音，但并非超重或肥胖患者的"救命稻草"。如果肥胖者不纠正代谢异常，即使做试管婴儿花钱、费时、费力，也不见得能获得满意的治疗结局。

月经不调且体重超重的患者，经过促排卵治疗后，怀孕早期自然流产的例子很多（约占促排卵后妊娠者的 40％）；而经过减轻体重和纠正代谢状况治疗，自然怀孕的也不在少数。

试问不管理体重、多次往返医院促排卵治疗和积极争取理想体重、恢复自然排卵相比，哪一种方案的费用和时间更省、受益更多呢？答案是显而易见的。即使是夫妻双方除了肥胖以外，还存在输卵管阻塞或男性少、弱精子症，需要辅助生育技术帮助，维持理想的体重也是保证治疗成功的前提。

（王　波）

12. 糖尿病会导致男性不育吗

随着物质生活水平的提高和生活方式的改变，现代社会越来越多的人患上了"富贵病"——糖尿病。据统计，我国 18 岁以上成人糖尿病的发生率已达到 11.6％，糖尿病患者总人数已超过 1 亿，是名副其实的"糖尿病"大国。与此同时不孕不育症也呈逐渐上升趋势。据世界卫生组织的统计资料显示，育龄夫妇中不孕不育的发生率约为 15％，也就是平均 7 对夫妇就有 1 对不能自然生育。那么，这两者之间存在联系吗？糖尿病也会导致男性不育吗？

答案是肯定的，原因有以下三个方面。

（1）糖尿病会导致男性精液质量下降。糖尿病首先是一种内分泌代谢性疾病,糖代谢的紊乱会导致男性性激素的异常,常见的为体内睾酮水平的下降,从而会导致男性性欲下降及精子数量和质量的下降。糖尿病的血管并发症会影响睾丸的血供,糖尿病患者的高血糖和低胰岛素状态还会影响精子的供能,糖尿病患者体内氧化损伤反应增加也会影响精子质量。轻度精液质量下降可以通过控制血糖,改善全身状况来调节,而中重度少、弱、畸形精子症往往不能自然受孕,往往需要通过体外受精胚胎移植术(即试管婴儿)来达到生育目的。

(2)糖尿病会导致勃起功能障碍。糖尿病的并发症可达 100 多种,是目前已知并发症最多的一种疾病。糖尿病患者勃起功能障碍的发生率为 37％～55％,是正常人的 3～5 倍。糖尿病的多数并发症和血糖升高导致神经和血管的慢性病变有关。糖尿病会导致阴茎勃起神经病变,出现勃起困难或勃起不能维持;还会引起小血管硬化,影响海绵体充血,从而导致勃起不坚。如果是因为勃起功能障碍而导致不育的糖尿病患者,多数可以通过服用磷酸二酯酶 V 型(PDE5)抑制剂类药物(如西地那芬,即伟哥)来改善勃起,完成性生活,增加受孕概率。少数严重患者需要通过真空负压吸引装置或阴茎假体来帮助勃起。

(3)糖尿病会导致逆向射精。有些糖尿病患者虽然勃起功能正常,但是精液越来越少,有射精动作和性高潮,但没有精液射出,或只有极少量精液流出。这是因为正常人射精时膀胱颈部关闭,精液从尿道口射出,而一部分糖尿病患者因为自主神经病变,射精时膀胱颈部开放,精液流入膀胱,医学上称之为"逆向射精"。目前没有有效的药物来治疗逆向射精,往往只能通过射精后收集膀胱中尿液,从尿液中找到精子来进行人工授精或采用试管婴儿技术完成生育。

因此,糖尿病不光是血糖的问题,而是一种全身性疾病。糖尿病的预防重于治疗,普及糖尿病知识,提高对糖尿病严重性的认识,膳食合理,加强锻炼,控制饮食和体重,减少肥胖,保持健康而匀称的身材是预防的关键。年轻男性一旦患上糖尿病,更需要注意其对生育功能的影响,积极控制血糖,减少糖尿病带来的并发症。

早点进行生育计划,早期进行精液检查,出现问题及时寻求专科医生的帮助,如果在 1 年内仍未能使妻子自然怀孕,则可进行人工授精或试管婴儿辅助生殖技术来生育下一代。

(刘章顺)

13. 精神紧张对怀孕有影响吗

小文刚满三十岁，去年初计划生孩子，和老公开始备孕，为了避免高强度的工作压力和不规律的生活方式还辞了职。孕前体检双方都很健康，接着小文口服叶酸、量体温、用测排卵试纸监测排卵，甚至老公出差打"飞的"回来同房都试过了，折腾了一年还是没怀孕，小文心烦意乱，月经都不调了。他们去医院检查，却没有查出双方有什么器质性的毛病。男方精液正常，女方基础性激素、妇科 B 超等均正常，子宫输卵管造影也显示通畅度良好。问题究竟出在哪里？

正常育龄夫妇每个月自然怀孕的概率不高，为 10％～20％。女性的月经周期受到下丘脑-垂体-卵巢轴的调控，过度紧张的心理状态会影响到它的正常工作，导致身体激素水平的异常、卵巢不能正常排卵等。国内外很多临床研究都表明，精神因素会增加不孕的风险，而放松心情、精神愉悦或者心理治疗能增加这些夫妇自然怀孕或者试管助孕的成功率。

那么，精神紧张有什么缓解的办法吗？

首先，在心理状态上，把备孕这件事当"副业"，而不要当"主业"。建议可以放缓工作节奏，尽量不要全职备孕。即使辞职，最好也另找一些时间安排相对自由的工作来做，或者利用这个时间进行自身的充电。家人朋友也要尽量避免给他们施加关心式的压力。

其次，备孕不要影响原有的家庭生活节奏和质量。备孕期间，长途旅行或许不适合，但是做好计划的短途旅行或徒步、看演出、参观艺术展等，有益身心，陶冶情操，也有益于夫妻感情的升温。

再次，备孕期间应规律生活、避免有害环境、适当运动、合理饮食，但不宜大补特补，以免超重导致内分泌系统的紊乱影响受孕。

总之，精神过度紧张时，反而会影响正常月经节律，导致排卵障碍和不孕。备孕时，应保持愉悦放松的心情、生活规律、健康饮食，可以提高怀孕的概率。

（陆小璇）

14. 男性在备育期间要服用维生素 E 吗

维生素 E 是一种脂溶性维生素,也是一种重要的抗氧化剂。它具有延缓衰老,保护机体细胞免受氧自由基的伤害,改善脂质代谢,预防冠心病、动脉粥样硬化、恶性肿瘤等作用。在生育方面,它可以使女性雌激素浓度增高,提高生育能力,预防流产发生。临床上,常用维生素 E 治疗先兆流产和习惯性流产。

维生素 E 不仅对女性生殖方面有改善,对男性生殖也同样有帮助。它具有抗氧化作用。生物体内的活性氧在细胞生长调节、微生物防御等方面有积极作用。正常情况下,活性氧的产生和灭活维持平衡。精子对于氧化应激反应敏感,抗氧化能力低。过多的活性氧损伤精子细胞,影响精液质量,破坏精子 DNA 的完整性,造成男性不育。维生素 E 对抗精子上的活性氧,起到保护精子结构和功能的作用。

维生素 E 同时也可治疗少、弱精子症。临床上,将精子浓度低于每毫升 1 500 万精子的,称为少精子症。精液分析中前向运动精子低于 32%,则称弱精子症。造成少、弱精子症的原因比较复杂,有感染因素、内分泌因素、环境因素等。少、弱精子症可导致男性的不育。临床多项研究发现:使用维生素 E 或联合使用维生素 E 能够提高精子活动力,增加精子浓度,从而增加女方受孕概率。

维生素 E 还有改善畸形精子的作用。活性氧对于精子的损伤是导致畸形精子症的主要原因之一,因此治疗畸形精子症可以从抗氧化入手。临床上,用维生素 E 结合微量元素硒使用,可以减少畸形精子的比例。

维生素 E 也被称为生育酚,自然界中广泛存在于动植物油脂、蛋黄、牛奶、水果等食物中。其在人体内无法合成,需从食物中摄取。天然的维生素 E 对于人类的生殖能力有提高作用,被认为是生殖系统最基本的抗氧化物质,是一个生育过程中必需的营养物质。

(江宁东)

—— 专家简介 ——

江宁东

江宁东,同济大学附属第一妇婴保健院生殖中心副主任医师,硕士。上海市中西医结合学会泌尿男科专业委员会学术委员、生殖医学专业委员会学术委员。擅长中西医结合诊治男性不育症,男性性功能障碍,男性少、弱、畸形精子症,泌尿生殖道炎症及其他男科疑难杂症。

15. 精索静脉曲张对男性精子质量有什么损伤

精索静脉，顾名思义是在精索内的静脉。精索是男性早年胎儿发育，睾丸自腹膜后下降到阴囊时，营养睾丸的血管、神经、输精管以及包绕其上的结缔组织延展形成的条索样组织。和下肢静脉曲张的原因一样，因为睾丸位置较低，静脉回流功能差的患者，会出现原发性精索静脉曲张。

精索静脉曲张（简称精曲）的患者精索内的静脉迂曲扩张，阴囊表面有静脉盘曲。一些严重患者会有阴囊下坠感、肿胀感。原发性精曲，多发生于从事户外工作、站立工作、体力工作的中青年，也见于静脉回流功能差的患者。因为人体解剖的因素，左侧精曲较右侧多发。

精索静脉曲张时静脉血在局部淤积，回流不畅，代谢产物堆积，影响睾丸的营养代谢。同时，对于精子造成损伤，产生死、弱或畸形精子。另一方面，精曲患者，阴囊的温度较正常男性升高，小动脉血流灌注减少。改变了睾丸生精的环境，影响其生精能力，导致少精子症。有统计报道：原发性精索静脉曲张在人群中的发病率为 10%～15%，在精液异常的男性患病率为 25.4%。

对于精索静脉曲张的治疗，一般可以采用保守治疗。可以用药物改善静脉功能、增加静脉血的回流、改善局部环境，从而改善精子质量。对于症状较重，不育时间较长的男性，欧洲泌尿外科学会指南指出："当出现精索静脉曲张、少精子症、不育病程＞2 年及其他不明原因的不育时，应考虑进行精索静脉曲张修复术。"

（江宁东）

16. 染色体平衡易位对生育有影响吗

一条染色体上的遗传物质转移到了另外一条染色体上称为易位；携带者是指带有染色体结构异常（遗传物质完整），但表型正常的个体。携带有易位染色体的个体，婚后常发生自然流产、死胎、畸胎、新生儿死亡等。

除精子和卵子外，染色体在所有细胞中都是成对存在的。如果某条染色体的一部分位于另一条完全不同的染色体上，就是发生了易位。这样的个体仍然具有完整、成对的遗传物质，即是"平衡易位"，携带者不会有异常表现。然而，这样的个体在形成精子或卵子时，某些时候会形成缺少部分遗传物质，或部分遗传物质重复的生殖细胞(精子或卵子)，由这样的精子或卵子受精形成的胚胎也会发生遗传物质的部分丢失(部分单体)或过剩(部分三体)。根据受精卵同源染色体的组合和分离规律，理论上将形成 18 种核型(即染色体构成方式)，有 1/18 的机会形成完全正常的胚胎，1/18 的机会形成平衡易位携带者胚胎，另外 16/18 的胚胎染色体不平衡，随后可以导致自然流产、死胎等不良结局。因此，染色体平衡易位的携带者发生异常孕产的概率相当高。

外周血染色体检查是筛查平衡易位最常用的方法。对于有不良孕、产史的平衡易位携带者进行第三代试管婴儿助孕(胚胎植入前遗传学诊断)是杜绝染色体异常胚胎植入子宫、防止再次发生不良结局的有效方案，同时避免了流产及清宫等相关治疗对子宫内膜的潜在损伤。怀孕期产前诊断(羊水、脐血穿刺细胞培养染色体检查)是对染色体平衡易位进行干预的主要方法。

（王　波）

17. 洗桑拿会影响生育吗

　　28 岁的出租车司机吴先生平时空闲时喜欢洗桑拿，但是他的朋友告诉他，他这种情况可能会影响生育。他很担心自己患上不育症。

男性阴囊中的睾丸是精子产生的地方，阴囊起着温度调节器的作用，当外界环境温度低时，阴囊皮肤收缩、增厚，使睾丸靠近身体，提高睾丸周围局部的温度。当外界环境温度高时，阴囊皮肤松弛、变薄，睾丸下垂，使睾丸离开身体，加强散温功能，降低睾丸周围局部的温度，基本上保持阴囊内温度稳定在 32～36 ℃。睾丸对温度的影响是极敏感的，一旦睾丸周围温度因某种原因异常升高，就可能使睾丸生精功能出现障碍或者睾丸生精上皮细胞发生退化，使精液出现异常，进而影响精子的质量，甚至造成男性不育。

桑拿是指在密闭的房间内，温度达到 70 ℃以上，伴随冲击性的蒸汽，诱发人体在高温环境下毛细血管扩张并大量排汗，它能够加快血液循环，使全身各部位肌肉得到完全放松,达到消除疲劳、恢复体力、焕发精神的目的。同时它对风湿性疾病、关节炎、腰背痛、哮喘、支气管炎、神经衰弱等疾病均有一定疗效。但对于睾丸的生精环境来说,这个温度却是致命的,一般在生育期间,建议不要洗桑拿。

(吴正沐)

—— 专家简介 ——

吴正沐

吴正沐,上海交通大学医学院附属国际和平妇幼保健院生殖医学中心副主任医师。上海市中西医结合学会泌尿男科专业委员会副主任委员,上海市医学会生殖医学专科分会青年委员,上海市中医药学会男科分会委员,上海市医学会男科专科分会不孕学组组员。擅长治疗男性精液不液化,少、弱、畸形精子症及其引起的男性生育力异常。

18. 甲状腺功能和怀孕有关系吗

甲状腺是调节机体代谢的重要内分泌器官,也影响着女性的生殖功能。甲状腺功能异常在生育年龄人群中较常见,且女性发病率是男性的4～5倍。当女性出现甲状腺功能异常时易发生月经紊乱、受孕概率降低,且对妊娠的结局不利,还有可能对后代健康产生长期的影响。

甲状腺通过分泌甲状腺激素来控制人体代谢,当甲状腺素分泌过多时会导致甲状腺功能亢进(简称甲亢);当甲状腺素分泌不足时会患甲状腺功能减退(简称甲减)。临床上甲状腺功能异常还有一种疾病是甲状腺自身免疫性疾病,指甲状腺过氧化物酶自身抗体(TPOAb)和(或)甲状腺球蛋白抗体(TGAb)均阳性,但甲状腺功能三项检查正常,这种疾病在生育年龄妇女中占5%～8%,患者会出现不明原因的不孕、流产、复发性流产、早产、产后甲状腺炎等。

当不孕症患者诊治时,病史询问应包括有关甲亢或甲减症状,如多食、怕热、心慌等,或怕冷、性欲低下等症状,并注意甲状腺是否肿大,化验除生殖及内分泌检查外还应测血 TSH、FT_3、FT_4,异常者进一步行甲状腺扫描、TRH 试验了解甲状腺功能,并检测是否存在甲状腺抗体。甲状腺功能减退患者常有催乳素的升高及胆固醇、低密度脂蛋白的升高。发现异常者先治疗甲状腺疾病,病情控制后再行促排卵等治疗。

(高敏芝)

19. 为什么建议多囊卵巢综合征患者做糖耐量检查

多囊卵巢综合征（PCOS）是以月经不规则（常见月经稀发、月经间期不规则阴道流血）、超声影像卵巢多囊改变和高雄激素血症为特征的综合征，是生育年龄妇女常见的代谢和内分泌异常所致的疾病，发病率为 4％～10％。PCOS 患者的代谢和内分泌紊乱长期存在，病因机制复杂，是环境和遗传因素共同作用的结果。近年来也有专家指出：PCOS 是一种以影响女性生殖轴为特点的慢性代谢性疾病，与代谢综合征有密不可分的联系。患者中相当比例伴随超重、肥胖，成年后发生 2 型糖尿病、高脂血症、心血管疾病、子宫内膜癌的风险均比正常人群高。

PCOS 患者发生不孕症的概率是健康对照组的 10 倍。PCOS 患者怀孕后，流产率明显高于对照组，妊娠期发生妊娠高血压、子痫前期、妊娠糖尿病的风险均较健康对照组明显增加。对胎儿的影响方面，PCOS 患者分娩小于胎龄儿的风险为健康对照组的 2.5 倍。且子代患病率及病死率均高于对照组。

胰岛素是由 B 细胞分泌的一种降糖激素，在身体组织细胞对生理浓度的胰岛素的生物反应不敏感或无反应时，机体为了维持血糖的平衡，需要加量分泌胰岛素，遂形成高胰岛素血症。

PCOS 患者 85％存在高胰岛素血症，在肥胖患者中这一比例约为 95％，体型正常者中约为 65％。为了确诊个体有无存在这种问题，需要进行空腹血糖和空腹胰岛素测定，有时还需要让患者服用葡萄糖水后在一定时间点多次采血测定血糖和胰岛素水平，才能准确评估。这种试验称为糖耐量试验和胰岛素释放试验。

如果对 PCOS 患者仅作空腹血糖筛查，将会漏诊 80％的糖尿病前期和 50％的 2 型糖尿病。因此，PCOS 诊治指南推荐对患者采用口服葡萄糖耐量试验和胰岛素释放试验来筛查糖耐量异常和高胰岛素血症。

对于糖耐量异常和高胰岛素血症的诊断，以助成健康生育为使命的生殖科或妇科内分泌医生有着比内科医生更严格的标准，目的在于早期、准确诊断糖耐量异常和（或）高胰岛素血症，及时给予生活方式和（或）药物干预。这些措施对于改善排卵、促进健康妊娠、减少 PCOS 远期并发症、减轻患者经济负担都具有重要的意义。相信随着妇科内分泌及代谢综合征相关知识的普及，医生和患者的沟通和配合将更加顺畅、高效，这些终将改善 PCOS 患者的生殖健康、提高生命质量。

（王 波）

20. 孕期拍了 X 线片，孩子还能要吗

怀孕期间因诊断的需要可能接受的放射性诊断措施有 X 线、磁共振、CT 扫描或核医学诊断。其中，X 线是最常见的，也是最容易引起孕妇和家属担忧的。

高剂量的离子射线如 X 线，会对胎儿造成很多严重损伤，如流产、胎儿生长障碍、小脑畸形、智力发育障碍，会提高儿童患恶性肿瘤风险。胎儿接受的 X 线照射如果剂量低于 50 毫戈，是不会对胎儿造成影响的；只有受到高于 100 毫戈的照射才可能出现健康问题，而尤以孕 8～25 周最为敏感。

通常的诊断性 X 线照射根本不会使用到 100 毫戈的剂量，除非钡剂灌肠、小肠连续成像，或者放射性治疗时才有可能达到这样高的剂量。常规齿科 X 线检查、头部 X 线检查、四肢 X 线检查以及胸部 X 线检查，包括乳腺钼靶检查，或者头、胸部 CT 是不会对胎儿造成损伤的，儿童期癌症的风险提高也可以忽略不计。需要做腹部检查时请与医生商量。

因此，如果孕期因为疾病的原因，或者受到创伤确实需要做 X 线检查且没有更佳替代，不需要担心会造成胎儿危险而拒绝检查。

（高敏芝）

21. 男性年龄对生育有影响吗

相对来说，男性的适宜生育年龄段要比女性长一些，20～35 岁是男性生育力最旺盛的时期，精子质量最佳。随着年龄的增加，生育能力也会下降，还可能影响优生优育，建议男性生育年龄不要超过 40 岁。一旦男性超过 40 岁，可能出现的改变包括以下几种。

（1）睾丸的改变：男性睾丸体积可以维持到 60 岁仍无明显萎缩，但是在 18 岁以后即会出现供血改变，睾丸内精原细胞数目逐渐减少，异常精子细胞数增加，睾丸间质细胞数减少。

（2）男性内分泌激素改变：随着年龄增长，健康成年男性血清睾酮浓度逐渐降低，与年龄相关的睾酮浓度减少可能与睾丸血流量减少、间质细胞数目减少、功能降低相关，导致类固醇激素合成减少。

（3）精液参数及生育力的改变：老年男性的精液参数与青年男性相比差别并不十分显著，但会出现射精量减少、精子活力低下及精浆果糖浓度降低。

（4）遗传危险性的增加：男性年龄大于 45 岁时，遗传风险增加，可能对胚胎质量产生一定的影响，这可能与精子染色体损害增加有关。

（陈向锋）

—— 专家简介 ——

陈向锋

陈向锋，医学博士，上海交通大学医学院附属仁济医院生殖医学科男科副主任医师，上海市人类精子库负责人。中国医师协会男科医师分会秘书长，中国医疗保健国际交流促进会健康科普分会常务委员，上海市医学会男科专科分会委员、生殖医学专科分会委员。

22. 吃什么可能改善精子质量

不论精液参数好不好，就诊者都会问医生："回去吃点什么好？"实际上，民间、中医、养生学都有很多说法，也许不无根据，但肯定都不是百试百灵的。临床上的建议是营养均衡丰富、饮食量合适、进食时间固定。以下总结了一些中医理论中可能对生育能力有影响的食物。

（1）泥鳅：含优质蛋白质、脂肪、维生素 A、维生素 B_1、烟酸、铁、磷、钙等。其味甘、性平，有补中益气、养肾生精的功效。对调节性功能有较好的作用。

（2）牡蛎：含有丰富的锌元素及铁、磷、钙、优质蛋白质、糖类、多种维生素等，男子常食牡蛎可提高性功能及精子的质量。对遗精、虚劳乏损、肾虚阳痿等有较好的效果。

（3）鸽子：作为扶助阳气的强身妙品，具有补益肾气、强壮性功能的作用。

（4）羊肾：含有丰富的蛋白质、脂肪、维生素 A、维生素 E、维生素 C、钙、铁、磷等。其味甘、性温，有生精益血、壮阳补肾的功效。

（5）韭菜：又名起阳草、懒人菜、长生韭、扁菜等，含有较多的纤维素，对习惯性便秘有益，对预防肠炎、治疗阳痿有效。

（6）松子：重要的壮阳食品。中医认为，松子仁味甘、性微温，有壮阳补肾、和血美肤等功效，对食欲缺乏、疲劳感强、遗精、盗汗、多梦、体虚、缺乏勃起力度者均有较好疗效。

精子形成的必要成分是精氨酸。精氨酸含量较高的食物有：鳝鱼、泥鳅、鱿鱼、带鱼、鳗鱼、海参、墨鱼、章鱼、蜗牛等，其次是山药、银杏、冻豆腐、豆腐皮。精子量少的男性多食此类富含精氨酸的食物，有利于精子量增加，从而促进生殖功能。另外，体内缺锌亦可使性欲降低、精子减少。精子量少的男性，可先做体内含锌量检查，若因缺锌所致，应多吃含锌量高的食物。

（陈向锋）

23. 孕早期自然流产，是染色体出了问题吗

从胚胎角度来说，染色体正常的胚胎着床和发育的潜能更大，胚胎染色体非整倍体是胚胎种植失败的原因之一，自然流产病例近 50％ 与胚胎染色体异常有关。胚胎染色体异常的发生率与母亲的年龄息息相关，对于部分高龄、反复种植失败、反复自然流产的患者尤为可能。

染色体是细胞内具有遗传物质的物体。染色体异常分为数目异常和结构异常，例如非整倍体、易位、重复、倒位等。常见染色体病有 21 三体综合征（即唐氏综合征）、特纳综合征等。超过 35 岁的孕妇胚胎染色体异常的发生率明显上升。染色体非整倍体是导致流产的主要原因，高龄女性非整倍体卵子的发生率增加。自然流产发生得越早，流产组织中非整倍体的发生率也越高。

植入前胚胎遗传学筛查(PGS)，也就是我们常说的"第三代试管婴儿"，是指在胚胎植入之前，对早期胚胎进行 23 对染色体数目和结构异常的检测，主要检测胚胎的染色体结构、数目的情况是否正常。PGS 主要运用于不明原因的反复种植失败、不明原因反复流产、女方高龄等患者，以及 3 次或以上 IVF 治疗失败的患者，以降低流产风险，提高妊娠率。

（张月萍）

—— 专家简介 ——

张月萍

张月萍，医学博士，复旦大学附属妇产科医院上海集爱遗传与不育诊疗中心主任医师，上海市医学会生殖医学专科分会委员。擅长遗传病诊断和咨询、产前诊断、优生优育、胚胎植入前诊断、生殖遗传等。

24. 二胎的孕前检查需要做哪些项目

不管生第一胎还是第二胎，孕前检查都是孕育宝宝的第一步，如果准备怀

孕,就必须去医院做孕前检查。准备生第二胎时更要做好孕前检查,因为很多二胎妈妈已经步入高龄孕妇的行列,更容易发生高危妊娠。进行二胎孕前检查是为了确保夫妻双方身体是否适合生二胎,特别是有不良生育史或者第一胎剖宫产的女性,在生二胎前进行孕前检查尤其重要。

孕前检查项目主要包括以下各项。

(1) 全身体格检查:进行全身体格检查,排除影响怀孕的内、外科禁忌证。

(2) 生育能力评估:女方基础内分泌水平(黄体生成素、卵泡刺激素、催乳素、雌二醇、孕酮、睾酮等指标)及妇科 B 超检查。如果第一胎是剖宫产,还要注意子宫下段瘢痕部位厚度情况,男方应行精液检查。

(3) 甲状腺功能检测:如有甲状腺功能亢进或减退,需要药物治疗后再怀孕。

(4) 血常规、凝血功能检查:血常规了解血红蛋白的高低,如果有贫血等血液体统疾病,应该先治疗后怀孕;凝血功能情况,如发现有异常,先治疗再怀孕。

(5) 空腹血糖、胰岛素、血脂、肝肾功能检查:如果有糖尿病、胰岛素抵抗、高血脂或者肝肾功能异常,需及早诊治后,再备孕。

(6) TORCH 检测:包括弓形虫、风疹病毒、巨细胞病毒和单纯疱疹病毒的检测,如免疫球蛋白(IgM)阳性,则正在感染期,需暂缓备孕,待转阴后再考虑怀孕。

(7) 血液及性传播疾病检测:检测梅毒、艾滋病、乙肝、丙肝等血液及性传播疾病,因为存在母婴垂直传播风险,所以如有阳性,需及时就诊。

(8) 尿常规:孕期身体代谢增加,会使肾脏负担加重,孕前需排除肾脏疾患。

(9) 阴道分泌物检查:通过白带常规筛查细菌、滴虫、真菌感染,排除支原体、衣原体感染以及淋病等性传播疾病,如果有感染,最好是先彻底治疗后再怀孕。

(10) 口腔检查:如果孕期牙齿出现问题需要牙科用药或者拔牙,对胎儿可能会有影响,因此孕前如果发现有牙齿疾病,应该及早进行治疗。

(11) 染色体检查:有遗传病家族史、生育过有遗传病患儿的、有过复发性流产病史的夫妇,需要检查染色体是否正常,及早发现遗传性疾病。

(丁国莲)

—— 专家简介 ——

丁国莲

丁国莲,上海交通大学医学院附属国际和平妇幼保健院辅助生殖科副研究员，中国妇幼保健协会生育保健专业委员会青年委员。擅长配子/胚胎源性疾病的研究。

25. 剖宫产后怀了双胎，要减胎吗

第一胎剖宫产后，瘢痕子宫再次妊娠后可能存在的风险包括：剖宫产瘢痕处妊娠发生的致命性大出血、前置胎盘、胎盘粘连、胎盘植入、穿透、孕晚期自发性子宫破裂、产时子宫破裂等，这些严重和危险的并发症均可能威胁母胎的生命。如果怀双胞胎，则危险性更大，因为子宫会比怀孕单胎要大许多，尤其是后期，子宫增大更加明显，瘢痕处很容易拉薄，先兆子宫破裂的可能性更大。

因此，瘢痕子宫孕妇孕早期时需早行 B 超检查，了解孕囊种植部位，及时发现和诊断子宫瘢痕妊娠，检测是否多胎妊娠。发现双胎妊娠后，如果为双卵双胎，为保证母婴安全，建议减为单胎。

目前，超声引导下的减胎是一种较安全有效的方法。但减胎也有可能造成全部妊娠流产。有对多胎妊娠的孕妇分别行减胎和行期待疗法两组进行比较研究，发现两组流产率无明显差异，但减胎后患者的早产率明显降低，胎儿平均出生体重较高，新生儿并发症少。因此一般认为妊娠期施行减胎术安全有效，可改善妊娠结局。如果为单卵双胎，减胎后全部妊娠流产的风险较大，可选用期待疗法，孕期内需要定期孕检，孕后期最好能提前住院，必要时择期剖宫产。

对于减胎的时机，有研究从术后并发症、妊娠结局、妊娠终止孕周、新生儿体重等方面，对孕早期和孕中期的减胎进行了对比，并没有发现两者之间明显的差异性。但减胎术实施时间越早，操作越简单，并发症越少，局部组织吸收较后期完全，并且在情感及伦理方面更容易被患者接受。因此，多数学者认为，早期减胎术的术后妊娠结局好于孕中、晚期。

（丁国莲）

26. 剖宫产后生二胎应注意什么

瘢痕子宫是由于剖宫产史、子宫肌瘤剔除手术及子宫畸形矫正手术等给子宫增加的瘢痕，其中剖宫产是瘢痕子宫的主要原因。剖宫产虽然是解决难产和解除母婴危险状态的有效方法，但随之而来的手术并发症问题也客观存在，特别是瘢痕子宫再次妊娠，带来许多棘手的问题。

前次妊娠剖宫产后再次妊娠应该提前做好孕前检查，注意以下事项。

（1）全面完善孕前检查，最好到正规医院做检查，了解身体状况是否适合再次妊娠，尤其需要做 B 超检查了解子宫瘢痕的愈合情况，如有子宫瘢痕愈合不良，需行手术治疗后再妊娠。

（2）再次妊娠间隔时间最好在 2 年以上，前次剖宫产后 1 年内妊娠和分娩更会增加子宫破裂的风险。

（3）孕期首次产检要行 B 超检查，了解孕囊种植部位，及时发现和诊断子宫瘢痕妊娠，孕早期做 B 超检查了解是否多胎妊娠，如有双胎及以上妊娠，为保证母婴安全建议减为单胎。

（4）孕期严格定期产检，调整好孕妇的身体状况，孕晚期及时行彩超检查，了解子宫瘢痕的厚度。

（5）孕晚期产检要注意子宫下段有无压痛，做 B 超检查了解子宫下段的厚度。如有巨大儿、羊水过多、双胎妊娠、前置胎盘等应高度重视，并相应增加产检的次数，必要时需提前住院待产。

（6）瘢痕子宫再次分娩的方式的选择要听从医生的建议。分娩方式的选择与子宫切口的缝合方式、有无感染、前次剖宫产指征、间隔的时间、剖宫产的次数、孕晚期子宫下段的厚度等密切相关。

（金　丽）

—— 专家简介 ——

金　丽

金丽，上海交通大学医学院附属国际和平妇幼保健院辅助生殖科临床负责人、副主任医师。中华医学会计划生育学分会青年委员，中国医师协会生殖医学专业委员会青年委员，上海市医学会生殖医学专科分会委员兼秘书。擅长不孕不育、生殖内分泌等疾病的诊疗。

27. 剖宫产妈妈生二胎有哪些危险

"二孩"政策的开放迎来了新一波的生育潮，门诊经常会遇到各种情况的患者过来咨询二胎备孕的相关问题，有高龄的、有患有各种疾病的，还有前次剖宫产的。剖宫产后再次怀孕，可能会出现以下危险的情况。

（1）剖宫产切口妊娠：指胚胎种植于子宫下段剖宫产切口瘢痕处。发生这种情况是不能继续妊娠的，但处理切口妊娠的过程也是很棘手的，有切口处破裂、大出血的风险，严重时危及生命。

（2）凶险型前置胎盘：指有剖宫产史的患者发生前置胎盘，即胎盘覆盖原剖宫产切口瘢痕处，容易发生胎盘植入、分娩时剥离困难、大出血，严重时需切除子宫，甚至危及生命。

（3）子宫破裂：发生于孕中、晚期，剖宫产切口瘢痕处破裂，可能导致母胎失血，危及母胎生命。

只要有剖宫产史的患者都是无法预先排除这些风险的，但如果充分意识到这些风险，并给予了足够的重视，相信一定可以把风险降到最低。

（张　丹）

不｜孕｜不｜育｜诊｜疗｜篇

28. 不孕不育诊疗应注意哪些方面

随着不孕不育人群的增多,不孕不育的治疗已成为临床热点。但无论对患者还是对医生来讲,有几个方面容易被忽视。为了避免走弯路,以下几点尤其需要注意。

(1) 男方检查不能忽视。相当一部分患者认为只要性生活正常,男方就肯定没问题,这是错误的,因为性能力和生殖能力并非一致。有些男方不愿进行检查,女方也总是表示先检查,如果自己没问题再检查男方。这种本末倒置的做法一方面增加了费用,而且有些侵袭性的检查会对女性造成一定程度的身体和精神的伤害;另一方面也延误了不孕症的及时治疗。

(2) 不能隐瞒病史。这方面直接影响医生的诊断思路和诊疗重点。如果以前有过流产病史,则首先怀疑是否输卵管通畅性有问题,应进行子宫输卵管造影术(HSG)检查;如果以前和其他异性受孕过,则应针对另一方进行相应的检查;如果月经周期不规律,基础体温单相,则首先监测卵泡发育;如果小时候患过腮腺炎,则应针对精子质量或卵巢功能进行检查。

(3) 促排卵药物不能滥用。促排卵药的诞生使得许多有排卵障碍的患者有了自己的后代,但它的应用有严格的指征。主要是针对各种原因所致的排卵障碍,如果乱用药,则多胎的发生会相应增加,在高敏感的患者中还会发生卵巢过度刺激。对于排卵正常的患者来讲,没有应用促排卵药物的必要,自然周期状态下的卵子和机体内环境最适合胚胎的生长;对于确实需要促排卵治疗的患者来讲,治疗前一定先检查输卵管通畅性和精液质量,如果输卵管不通或者精液质量很差,那么无论应用什么种类、多大剂量的促排卵药物都无济于事。

(4) 不孕的检查治疗是一个系统的工程,不可能一蹴而就,一定要循序渐进,而不要直接要求促排卵治疗,甚至要求 IVF 治疗,医生会根据患者的具体情况选择合适的检查方法和治疗手段。

(5) 关于试管婴儿(IVF)。试管婴儿是治疗不孕症的一种有效的治疗手段,很多患者经过其他治疗不孕的方法无法获得妊娠,最终经过试管婴儿治疗获得了自己的后代。

　　总之，不孕症的诊疗只要找准重点，有针对性地进行检查和治疗，那么妊娠成功率还是很高的。

（李昆明）

29.　哪些是不孕不育的高危人群

　　不孕不育症的高危女性有：①年龄大于 35 岁（卵巢功能下降）；②有过流产、宫外孕、盆腹腔手术或炎症、结核病史等导致输卵管通而不畅或堵塞；③不良嗜好如吸烟、饮酒等；④某些职业，如长期高强度体力劳动，在高温、放射、接触有害物质的环境工作；⑤患某些疾病如多囊卵巢综合征、子宫内膜异位症、高催乳素血症、高雄激素血症、卵巢早衰等；⑥过度肥胖；⑦对生育产生不良反应的治疗和药物，如细胞毒疗法、类固醇类药物、精神安定药物、抗抑郁药物、降压药等；⑧心理障碍，如过分焦虑、压抑、恐惧。

　　不孕不育症的高危男性有：①不良生活习惯如吸烟、饮酒；②过度肥胖；③高温工作人群，易患有精索静脉曲张、性功能障碍、睾丸发育异常；④小时候得过腮腺炎；⑤家族不孕不育遗传病史；⑥长期接触工业化学物质、重金属、X 线；⑦对生育有不良反应的治疗和药物，如癌症化疗药物、激素治疗等。

（高敏芝）

30.　不孕不育的治疗方式有哪些

　　不孕不育症的病因涉及女方因素、男方因素、双方共同因素及不明原因，因此治疗必须在查明不孕原因后再针对性治疗。常见治疗方法包括药物治疗、影像介入、内窥镜手术、中医治疗和辅助生殖技术等。

　　药物促排卵是治疗不孕症的重要方法，包括诱发排卵和超促排卵。促排卵药物有多种，作用于下丘脑-垂体-卵巢轴的不同水平，包括氯米芬、芳香化酶抑制剂、促性腺激素、促性腺激素释放激素类似物及拮抗剂、性激素等。

　　影像介入治疗包括输卵管介入治疗、超声引导下输卵管积水穿刺、卵巢囊肿穿刺、取卵等手术。

　　内窥镜手术治疗包括宫腔镜下输卵管插管通液、内膜息肉切除、黏膜下子宫肌瘤切除、宫腔粘连分解、子宫纵隔切除术、宫-腹腔镜联合行输卵管整形疏通术、盆腔粘连分解、子宫肌瘤和卵巢囊肿剥除术等。

中医治疗主要治法包括补肾滋肾、疏肝养肝、补益气血、活血化瘀、化痰利湿等。

辅助生殖技术包括人工授精(AI)和体外受精胚胎移植术(IVF-ET)。人工授精分为供精人工授精(AID)、夫精人工授精(AIH)。体外受精胚胎移植术包括常规体外受精-胚胎移植(IVF-ET,即第一代试管婴儿技术)、单精子卵细胞质内注射(ICSI,即第二代试管婴儿技术)、植入前胚胎遗传学诊断(PGD,即第三代试管婴儿技术)。

(高敏芝)

31. 不孕是"病"吗

到底不怀孕算不算"病"呢? 其实,未避孕第二年不怀孕就算"病"了,但病因有的查得出,有的却查不出。不孕症的治疗越早,成功率越高,建议怀疑不孕的夫妇去生殖科听听医生的专业分析。

为什么说不孕症治疗越早越好呢? 因为女方的年龄是决定治疗成功的关键,越年轻就越容易怀孕,治疗不孕症也一样,越年轻,成功率就越高。女性一旦过 35 岁,受孕能力就会急剧下降。

找出病因从哪里入手? 不孕症的病因 90% 在于卵子、精子和输卵管。女方稳定地排卵,在排卵的时间男方的精子如期到达,到达的路上一定要畅通无阻,这样卵子、精子才能在妈妈的肚子里成功"约会",等甜蜜地在一起后形成"受精卵"后再通过输卵管被运回子宫,找到安生地。因此,卵子、精子、输卵管一样也不能有问题,如果卵子不好,就没法完成受精;精子不好就不能如期而至,"爽约"了;输卵管不好,精子虽然还可以靠自己的"小尾巴"努力地游向卵子,但受精后受精卵就无法通过输卵管回到子宫了。

检查时,一般先看看精子的数量和动力如何,再调整排卵,最后再检查输卵管,因为输卵管的检查要定时定点的。在女方月经干净 1 周之内,不要同房,最好去专科医院做输卵管碘油造影。了解了不孕的主要病因,就能自己大概判断一下是不是真的有"病"。

(董 曦)

—— 专家简介 ——

董 曦

董曦,复旦大学附属中山医院生殖医学中心主任、副主任医师,上海市中西医结合生殖分会委员。擅长不孕症、妇科内分泌疾病、多囊卵巢综合征、子宫内膜异位症等的诊治，尤其在人工授精、试管婴儿等辅助生殖技术方面经验丰富。

32. 正常夫妻在排卵期同房为何没有怀孕

女性的排卵日是在下次月经来潮之前 14 天左右。最易受孕的时间在排卵发生之前的 3～4 天。精子在女性体内的存活时间可能长达 7 天。排卵日同房不一定百发百中，虽然说只有在排卵期才能受孕，但是也并不代表排卵期同房了就一定会怀孕。除了具备成熟的精子和卵子这些必要条件之外，心理因素也很可能影响受孕。

怀孕是自然界一个复杂的生理过程，一些夫妻刻意人为干预，越是着急、焦虑就越有可能降低受孕概率，精神过于紧张对怀孕也有一定的影响。有些夫妻会在排卵日前后频繁同房，以为这样能提高受孕概率，其实频繁同房是不利于受孕的，也会降低男性精子活力。

另外，临床上发现一些精液常规检查正常，甚至精子活力、密度、形态都非常好的男性，由于顶体酶缺乏、顶体反应率低导致精子顶体功能差，在常规体外受精后出现低受精率，甚至受精完全失败，从而造成妻子难以受孕。精子只有经过获能、顶体反应、穿过透明带才能进入卵细胞与其融合，完成受精。

对于顶体反应明显低下的患者，最有效的手段应该就是单精子卵细胞质内注射的辅助生殖技术(ICSI)，因这一技术直接将精子注入卵子胞质内，绕过精子与卵子相互作用的许多过程，受精率高，特别适用于那些精液常规分析正常但顶体反应明显低下的反复体内受精失败的患者。

（赵晓明）

33. 怎样监测排卵

正常育龄期妇女的卵巢在下丘脑-垂体-卵巢轴(HPO 轴)的作用控制下，每月都会发生规律月经和排卵。

当一些疾病干扰 HPO 轴导致卵巢功能异常时，就会出现不排卵。不排卵的治疗主要为病因治疗和药物诱发排卵，常用促排卵药物包括氯米芬、芳香化酶抑制剂、促性腺激素等。

采用系统的生殖周期监测，不但能够正确地预测排卵，还能动态观察卵泡发育及黄体功能情况,从而采取相应的临床对策。临床监测排卵有多种方法,包括测量基础体温、血尿激素测定、宫颈黏液评分、B超等。

(1) 基础体温法:人体在较长时间(6 小时)的睡眠后醒来,尚未进行任何活动之前所测量到的体温称之为基础体温。正常育龄妇女的基础体温与月经周期一样,呈周期性变化,这种体温变化与排卵有关。有正常排卵女性的基础体温,从月经来潮日至排卵日,低温期约持续两周;从排卵日至下一个月经来潮日体温升高 0.3～0.5 ℃,高温期也约持续两周。这种前低后高的体温曲线称为双相型体温曲线,表示卵巢有正常的排卵功能,而且排卵一般发生在体温上升前或由低向高上升的过程中。无排卵者的基础体温,没有低温期和高温期的区别,称为单相型体温曲线。因此通过监测基础体温,可大致判断有无排卵。该方法简便,无花费。

(2) 血尿激素测定法:促黄体生成激素(简称 LH)约在排卵前 24～36 小时达最高峰,因此 LH 浓度的增升,成为测试排卵最佳指标。通过测定血或尿中 LH 峰出现的时间,可以预测排卵时间。

(3) 宫颈黏液评分法:宫颈黏液由子宫颈管里的特殊细胞所产生,随着排卵和月经周期的变化,其分泌量和性质也跟着发生变化。排卵前几天,雌激素进一步增加,宫颈黏液含水量更多,也更加清亮如蛋清状,黏稠度最小,滑润而富有弹性,用拇指和食指可把黏液拉成很长的丝状(可达 10 厘米以上),这时外阴部感觉有明显的湿润感。一般认为分泌物清澈透明呈蛋清状,拉丝度最长的一天很可能是排卵日,在这一天及其前后各 3 天为排卵期。卵巢排卵后,黄体形成并产生孕激素,从而抑制子宫颈细胞分泌黏液,因此宫颈黏液又变少而黏稠,成为不易受孕型宫颈黏液,直到下次月经来潮。下个月经周期宫颈黏液又出现上述这种变化。临床上可以根据宫颈黏液的性状、量、拉丝度、结晶、宫口扩张情况等评分,一般 8 分以上认为适合受孕。

(4) B超:B超是监测卵泡发育最准确的方法,能连续动态直接观察卵泡的形态学改变,了解卵泡发育、排卵的全过程,还可以确定是否排卵。缺点是需到医院检查,昂贵又费时。一般卵泡长到 18 毫米左右即认为成熟,但个体差异明显。

(高敏芝)

34. 高催乳素血症是如何导致不育的

高催乳素血症(HPPL)是各种原因导致外周血中催乳素(PRL)水平异常增

高(血 PRL 高于 30 纳克/毫升或 880 毫单位/升)的一种下丘脑-垂体-性腺轴功能失调的疾病。催乳素通过两种途径对卵巢轴产生影响：①PRL 通过短反馈机制直接作用于下丘脑抑制 GnRH 的分泌,使 Gn 水平降低,雌激素对中枢的正反馈作用消失,引起卵泡发育受阻、无排卵;②当血 PRL＞100 纳克/毫升时,卵泡液 PRL 也高,抑制 FSH 诱导的颗粒细胞芳香化酶的活性和雌激素的合成,从而抑制卵泡的发育与成熟;同时也抑制孕酮生成,引起黄体功能不足。

临床上,HPPL 除了造成不孕,还会有月经异常、溢乳、多毛等症状,诊断结合病史及体格检查,放免法测定血中 PRL＞30 纳克/毫升时才能诊断。当血 PRL＞60 纳克/毫升或伴头痛、视力障碍、偏盲等疑有垂体病变时,建议患者做 CT 或 MRI 的蝶鞍摄影。

溴隐亭是目前国内外治疗 HPPL 的首选方案,为第一代半合成的麦角胺碱衍生物,可兴奋多巴胺 D 受体,抑制 PRL 的合成和分泌。对垂体肿瘤患者可采用药物治疗,辅以手术或放射治疗。手术治疗主要针对 PRL 大腺瘤、生长迅速、药物控制不满意、出现压迫症状者。因垂体功能减退的不良反应,放射治疗只用作手术反应不佳的患者的辅助治疗。对于甲状腺功能减退导致的 HPPL 可给予甲状腺素治疗,其他药物引起的应停用药物。

（洪　燕）

—— 专家简介 ——

洪　燕

洪燕,上海交通大学医学院附属仁济医院生殖医学科主任医师、医学博士。上海市医学会生殖医学专科分会委员,上海市中西医结合学会生殖医学专业委员会委员。擅长辅助生殖技术和诊治不孕不育。

35. 什么是免疫性不育

免疫系统在生殖过程中发挥着重要作用。炎症细胞及其分泌产物参与受精卵在子宫内着床的过程。免疫异常会干扰精子活动、受精、着床、胎盘循环建立和维持等多个重要环节,导致不孕不育。随着研究手段改进和大量动物实验的成果积累,相当一部分不明原因性不孕症以及反复发生的流产属于免疫异常的范畴。排除男方因素导致不育,女方身体无器质性病变、排卵功能正常,血清检测免疫抗体阳性相关的不孕症及反复流产可归类为免疫性不育。目前临床可以检查的生殖相关免疫抗体包括抗精子抗体、抗卵巢抗体、抗子宫内膜抗体、抗透明带抗体、抗心磷脂抗体、抗核抗体、抗甲状腺球蛋白抗体等。

抗精子抗体可以引起精子凝集或制动，抑制精子在女性生殖道内上游。抗透明带抗体或抗卵巢抗体可抑制精子与卵母细胞透明带结合，干扰受精过程。抗心磷脂抗体、抗核抗体等导致体内微血管血栓形成，子宫内膜、蜕膜及胎盘血供不足，造成不孕或反复流产。目前，这些抗体对生殖过程不同环节的影响程度还存在一定的争议。

针对免疫性不育的治疗目前已经取得了一些进展。对抗精子抗体阳性不育者，采用避孕套避孕6个月后，抗体滴度可能下降或消失；小剂量皮质激素类药物口服抑制免疫反应，有助于减少抗体的产生。辅助生育技术的发展为免疫性不育夫妇带来了有效的治疗手段。对于不育夫妇合并抗精子抗体阳性者，精子洗涤＋人工授精可以将精子经过优化送入子宫腔，克服潜在的精子活动障碍，使精子与卵子更接近，提高妊娠机会。

体外受精胚胎移植术用于治疗不明原因不孕症，妊娠率可达到40％，成功率明显高于人工授精。少数原因不明的不育症患者行人工授精失败再行试管婴儿助孕，曾出现卵子完全不受精的情况，对这些患者行ICSI（第二代试管婴儿）可以获得较好的受精率。

对于2次或2次以上自然流产、夫妇双方染色体正常、排除内分泌和感染因素，而免疫抗体阳性的患者，应在再次妊娠前积极寻求生殖免疫专家的干预和治疗，以期改善生育结局。

（王　波）

36. 有宫外孕病史，可以防止再次宫外孕吗

有过宫外孕史的女性，都十分担心再次怀孕仍会遭遇宫外孕。

宫外孕，医学上的确切名称叫异位妊娠，是指受精卵着床在子宫腔以外，可以分为输卵管妊娠、宫颈妊娠、卵巢妊娠、腹腔妊娠、阔韧带妊娠等，其中输卵管妊娠最常见，占90％～95％。

以最常见的输卵管妊娠为例，其确切的病因尚未明了，可能与输卵管异常，如炎症、肿瘤压迫、输卵管粘连分离术后、输卵管绝育术后瘘管形成，或者再通，输卵管本身发育异常或先天畸形等有关。其他比较常见的原因还有内分泌异常、精神紧张等。

有一次输卵管妊娠史的患者,可能患侧的输卵管结构功能本身已经受损,而异位妊娠可能会进一步影响该侧输卵管的结构和功能。如果当时治疗是非手术治疗,或保留输卵管的手术治疗,以后再次发生该侧输卵管妊娠的概率可能会有所增加,但是这也不是绝对的。保留输卵管有利于保存其与该侧卵巢之间的血液交通而有利于该侧卵巢功能的保护,并且仍有获得宫内正常妊娠的机会。准备再次怀孕前可通过子宫输卵管碘油造影等技术评估输卵管的通畅程度后决定是否试孕。

如果当时宫外孕时是切除输卵管的手术治疗,术中应该已经对盆腔情况有一个直观的评估,并了解了对侧输卵管的外观。如果当时对侧输卵管外观正常,现在准备再怀孕,可以通过子宫输卵管碘油造影等技术了解该侧输卵管通畅程度,决定是否试孕。如果当时术中发现对侧输卵管结构外观明显受损,为了减少再次宫外孕的机会,可以考虑直接进行试管婴儿。

特别提醒

除非避免怀孕,否则没有办法绝对防止宫外孕,包括施行试管婴儿助孕。但一次宫外孕病史也不必特别担心,可以评估后再做治疗选择。

（陈小君）

—— 专家简介 ——

陈小君

陈小君,上海交通大学医学院附属国际和平妇幼保健院生殖中心副主任医生、硕士。中国妇幼保健协会生殖保健专业委员会生殖学组成员,上海市医学会生殖医学专科分会第二届青年委员会副主任委员。擅长生殖内分泌疾病及不孕不育的诊治。

37. 输卵管积水会影响怀孕吗

输卵管积水会影响怀孕,输卵管因素也是女性不孕症的主要原因之一。如果盆腔炎性疾病没有得到及时正确的诊断或治疗,可能会发生盆腔炎性疾病后遗症,也就是慢性盆腔炎,主要病理改变为组织破坏、广泛粘连、增生及瘢痕形成,影响到输卵管的话,就可能导致输卵管阻塞、增粗。如果输卵管伞端粘连闭锁,管腔内浆液性渗出物聚集,便形成输卵管积水。

输卵管积水对怀孕的影响主要有以下几方面：第一，输卵管积水会直接影响输卵管的生殖生理功能，包括卵子的摄取、卵子及胚胎的输送、精子的运输与激活；第二，输卵管积水可以影响子宫内膜容受性，潴留液体流到宫腔中可造成宫腔积水，会机械性干扰胚胎与子宫内膜的接触，而且积水含有的微生物、有害物质等也会影响胚胎着床；第三，输卵管积水会对胚胎造成伤害。

治疗方案主要为以下两种。①宫-腹腔镜联合治疗：对于轻度的输卵管积水，可行腹腔镜下输卵管造口术、整形术联合宫腔镜下插管通液术，以达到输卵管再通的目的，若术后效果良好，可短期积极试孕半年到一年，其间可监测排卵、促排卵或人工授精助孕。②体外受精胚胎移植术：对于轻度输卵管积水手术后效果欠佳或者术后效果良好但试孕一年仍未孕的患者，建议采用体外受精胚胎移植术助孕；对于中重度输卵管积水，建议手术处理输卵管积水后直接采用体外受精胚胎移植术助孕。

（丁国莲）

38. 有子宫纵隔能正常怀孕吗

子宫纵隔是胚胎发育时副中肾管合并后纵隔未能吸收或未完全吸收而引起的子宫畸形，其发生率为 $1\%\sim2\%$。常导致经量过多、过少及痛经，可能由于子宫收缩异常及经血排流不畅所致。子宫纵隔是最多见的子宫畸形，在不孕患者群中的发病率约为 20%，其干扰受孕的机制可能是纵隔的存在使宫腔内适合着床的面积减少，从而干扰受精卵的着床。

子宫纵隔的妊娠结局较差，可导致流产、早产、臀位、胎膜早破、前置胎盘、产后异常出血及胎儿宫内发育迟缓等，其原因可能为纵隔破坏了宫腔形态，使宫腔容积缩小，纵隔中的纤维成分增高，血供减少，纵隔上内膜腺体数目减少及雌、孕激素受体不足，不能满足胚胎的发育。

目前子宫纵隔的诊断以输卵管碘油造影、B超或三维彩超为常见，而宫腔镜联合腹腔镜诊断是诊断子宫纵隔的金标准。患子宫纵隔需行手术切除，腹腔镜联合宫腔镜手术安全有效，切除子宫纵隔后，可改善宫腔容积，去除着床的不利部位，从而提高妊娠率、改善妊娠结局。对于拟行体外受精胚胎移植术(俗称试管婴儿)的患者，需在移植胚胎前先行子宫纵隔切除术，有利于提高胚胎种植成功率，降低产科并发症。

（陈淼鑫）

陈淼鑫

陈淼鑫，澳大利亚阿德莱德大学生殖医学博士、博士后。同济大学附属第一妇婴保健院生殖医学中心副主任医师。第一届海峡两岸医药卫生交流协会遗传与生殖专业委员会青年委员。擅长妇科内分泌疾病、多囊卵巢综合征及不孕症的治疗。

39. 子宫内膜异位症患者不容易怀孕吗

子宫内膜异位症的发病率在逐年显著增高，是常见的妇科病之一。正常妇女不孕率约为 15％，子宫内膜异位症患者不孕率可高达 50％。重度的子宫内膜异位症患者不孕的原因可能与盆腔内器官和组织广泛粘连以致影响卵子的排出，造成输卵管蠕动减弱甚至粘连，导致输卵管无法拾卵，受精卵无法正常运行至子宫着床等。

子宫内膜异位症病灶绝大多数位于盆腔，卵巢是最常见的子宫内膜异位症病灶侵犯的器官之一。一般卵巢子宫内膜异位症囊肿需要进行手术治疗的，囊肿大多大于 3 厘米，或考虑囊肿性质不明，或合并其他手术指征。

对于有生育要求的患者，会采取保留生育功能的手术，术后复发率相对较高，术后试孕半年未孕，需要评估目前卵巢功能的情况及通过盆腔 B 超、糖类抗原 CA125（一种卵巢癌的特异性标志物）等评估子宫内膜异位症复发的情况，也可进行子宫输卵管碘油造影，并检查丈夫精液情况。根据上述评估的结果决定是继续试孕半年，还是进行辅助生殖治疗（包括促排卵人工授精、试管婴儿技术）。

特 别 提 醒

子宫内膜异位症是严重影响女性生育的一种疾病，患者术后应该积极寻求生殖中心医生的帮助，尽快获得妊娠，不宜拖延时间。

（陈小君）

40. 宫腔镜分离宫腔粘连后为什么要应用雌激素

宫腔粘连是常见妇科病，并可由此引发月经异常、不孕、习惯性流产等一系列并发症,宫腔粘连患者中不孕症患者约占 40%,严重危害女性的身心健康。

宫腔镜手术分离宫腔粘连是较为有效的治疗,常需联合应用雌激素治疗来促进子宫内膜的生长修复,防止术后新的粘连形成。雌激素通过与雌激素受体(ER)特异性结合激活调节基因的转录,促进蛋白质合成及细胞分裂生长。雌激素能够促进子宫内膜生长与再生,再生内膜迅速覆盖以前粘连处的纤维化瘢痕,加速裸露区上皮化,使之不相互重新粘连,有利于新生内膜的生长,以达到改善月经量及月经周期的效果。

2015 年《宫腔粘连临床诊疗中国专家共识》中建议:宫腔粘连分离术后即开始使用雌激素治疗,建议指出无论是否加用孕激素,均有助于减少宫腔再粘连的形成,并且降低复发率。对于宫腔粘连的激素治疗,治疗效果是肯定的。

特别提醒

目前建议手术后恢复良好就可以试孕。如果是上节育环的,放环 2 个月取环后次月试孕;不上环的,手术后次月复查子宫内膜厚度和形态恢复或接近正常,就可以马上试孕。

（谢晖亮）

41. 如何解读性激素化验单

月经期任何时间检查性激素都可以,每个时段的正常值都不同。但是诊治不孕症过程中一定要了解基础性激素水平,首先要选择月经来潮第 2～5 天检查,称为基础性激素水平。如果确定是月经第 3 天,检查性激素 5 项即可,可以不查孕酮,孕酮应该在黄体期检查(月经 21 天或排卵后 7 天);若不能肯定阴道流血是否为月经,应该检查 6 项,以防止误诊(根据孕酮的数据可以大概判断月经周期时段)。

基础 LH 和 FSH 正常值为 5～10 单位/升,基础雌二醇(E2)正常值为 25～50 匹克/毫升(这 3 项结果不能看化验单上的参考值,要按这个标准);PRL、睾酮可以对照该医院化验单参考值。

(1) 基础 FSH>10 单位/升提示卵巢储备不良:结合抗苗勒管激素(AMH)水平和患者年龄可以预估卵子储备数量。FSH 高见于卵巢早衰、卵巢不敏感综合征、原发性闭经等。FSH 高于 40 单位/升,则对氯米芬之类的促排卵药无效。检查 2 次基础 FSH>20 单位/升,可认为是卵巢早衰隐匿期,提示 1 年后可能闭经。

（2）基础 E2 在 50 匹克/毫升以下正常：因为 E2 和 FSH 是负反馈，即使基础 FSH 低于 10，但是 E2 高于 50 匹克/毫升同样有可能卵巢储备不良。

（3）LH 低于 5 单位/升提示促性腺激素功能不足：高 FSH 如再加高 LH，则卵巢功能衰竭迹象非常明显。LH/FSH≥3 则是诊断多囊卵巢综合征的依据之一。

（4）根据催乳素的节律分泌特点，应在上午 9～10 时空腹抽血，高于 17.6 纳克/毫升为高催乳素血症：过多的催乳素可抑制 FSH 及 LH 的分泌、抑制卵巢功能、抑制排卵。PRL 轻度升高者，应进行第二次检查，不可轻易诊断高催乳素血症（HPRL）而滥用溴隐亭治疗。

（5）睾酮值高：高睾酮血症也可引起不孕。患多囊卵巢综合征时，睾酮值也增高，多毛，并伴有痤疮、皮脂溢出和脱发。

除了基础激素水平的测定，排卵期（月经第 12～14 天）的激素测定也十分重要，用以关注卵泡的生长成熟和排卵情况。可以通过观察有无排卵期 LH 峰来判断是否接近或已排卵。一般情况下，一颗成熟卵泡有 150 匹克/毫升以上的 E2 作为支撑，以此判断取卵和注射 hCG 卵泡催熟针剂的时间。当卵泡大小到达 18 毫米以上，但是 E2 小于 150 匹克/毫升时，视为雌激素偏低，有空卵泡或卵子质量不好的可能性。排卵后期孕酮值低，见于黄体功能不全、排卵型功能失调性子宫出血等。

（洪　燕）

42. 如何解读生殖中心卵泡监测报告

卵泡监测报告主要包括两个部分。

（1）子宫位置及内膜的情况：报告中会详细描述内膜的厚度、分型、内膜连续性及宫腔内有无占位。内膜的分型主要包括 A、B、C 三型，A 型内膜常见于内膜增生早期（月经 6～10 天），此时内膜厚度一般为 4～9 毫米，能明显看到宫腔内有 3 条线，即外层和中央为强回声线，外层和宫腔线间为低回声区。B 型内膜常见于内膜增生晚期（月经第 11 天至排卵），排卵时内膜厚度为 9～12 毫米，为均一的中等强回声，宫腔强回声中线断续不清。C 型内膜常见于黄体期（即排卵后到下次月经来潮前），厚度为 10～14 毫米，为均质强回声，无宫腔中线回声。内膜分型是个不断变化的过程，胚胎移植时，内膜的厚度应至少达到 7 毫米，分型可能 A 或 B 型会更好一些。还有一种就是月经期来做 B 超时宫腔内还有积血，因此宫腔会有分离，报告里会描述宫腔分离多少、单层内膜厚多少。

有些患者可能还不想早早地当妈妈，因此意外怀孕后选择去做人工流产。人工流产毕竟是一种侵袭性的手术，对子宫内膜多少有点伤害，有些患者就是因为做过人工流产后，内膜厚度长不上去，宫腔也会粘连，这些都对妊娠有很大影响。

子宫内膜良性占位包括内膜息肉和黏膜下肌瘤（即报告中写的内膜内见的各种回声），恶性占位就是子宫内膜癌，此时 B 超多表现为内膜增厚，宫腔内有赘生物。

（2）卵巢及周边情况：报告里一般会记录卵巢大小（对于多囊卵巢综合征、取卵后及卵巢早衰的患者会测量卵巢大小）、卵泡（"RF"代表右侧的卵泡，"LF"代表左侧的卵泡）、卵巢内和卵巢旁边的囊肿（报告里一般是卵巢内见或旁见的各种回声，其中卵巢旁见的长条形无回声一般考虑为输卵管积水，确诊要做输卵管造影）。还有 PCOS（多囊卵巢综合征），就是卵巢每个超声切面的小卵泡数都大于 10 个。

（3）盆腔情况：一般取完卵后会测量盆腔积液的深度，帮助临床医生判断有无卵巢过度刺激。正常情况下盆腔内会有些积液，女性在排卵后盆腔内也会有些积液，因此如果存在少量的积液，不必过于担心。

（陈凤莲）

43. 男性不育的病因有哪些

调查显示：在整个不孕不育的人群中，有明确男性因素的约占 48％。导致男性不育的病因有很多，包括内分泌因素、遗传因素、环境因素，甚至还有 60％左右是不明原因的，即特发性因素。归根结底，目前提倡用"三分法"来对病因进行分类，即根据病史、体格检查和辅助检查的结果，将不育分为睾丸前性不育、睾丸性不育和睾丸后性不育。打个比方，如果睾丸是一个生产精子的工厂，那么如何判断市场上最后没有产品供应是哪个环节出了问题：是原材料不够还是生产任务没有下达（睾丸前性不育）？是工厂的设备坏了，生产能力的问题（睾丸性不育），还是产品的销路、运输出现了问题（睾丸后性不育）？

常见的睾丸前性不育因素多为内分泌因素，下丘脑-垂体-性腺轴功能存在异常，睾丸没有促进精子发生的激素刺激，如卡尔曼综合征、高催乳素血症、低促性腺激素型性腺功能减退等。此外，还有全身性的疾病，如甲状腺功能亢进、甲状腺功能减退等。针对这些情况，纠正原发疾病、给予激素补充治疗往往能得到良好的效果，很多患者往往能恢复正常的精液质量。

常见的睾丸性不育指睾丸自身发育或生精功能受到损害，导致生精功能异常。包括隐睾、睾丸炎症或唯支持细胞综合征、染色体核型异常（如克兰费尔特综合征）、Y染色体微缺失等睾丸生精小管本身的发育问题；也包括精索静脉曲张、高温高热环境、接触有害化学物质、大气污染、电离辐射等外界因素给睾丸生精功能带来的损伤。针对这样的情况，明确诊断，争取恢复睾丸的生精功能，让"工厂"再度运转起来；或通过睾丸切开取精手术找到精子，直接到"工厂"里找出"产品"来做试管婴儿是治疗的手段和目的。

睾丸后性不育多由于睾丸网、附睾、输精管、射精管、精囊等输精道梗阻或部分缺如，导致精子无法正常排出。如附睾炎、外伤后的附睾瘢痕堵塞、淋病、结扎后的输精管道狭窄、先天性双侧输精管缺如，以及腹股沟疝气手术导致的输精管误扎或损伤等。针对这种情况，通过检查明确梗阻部位，应采取对应的精道重建术解除梗阻。

对于没有条件精道重建的，可直接通过睾丸穿刺或活检取精行辅助生育。除此之外，还有勃起功能障碍、不射精、逆行射精（精液射入膀胱）等性功能障碍的因素，也属于睾丸后性因素。睾丸产生精子没有问题，解决了性功能障碍或射精问题，或者在治疗无效后从睾丸取出精子行辅助生育，也可解决生育问题。

综上所述，对于男性不育的患者，明确病因是十分重要的。可通过详细的精液分析、精浆生化检查、血液性激素、B超和遗传学检测等多种辅助检验手段进行条分缕析，在针对病因的基础上给予治疗。

（胡剑麟）

44. 性功能障碍导致男性不育怎么办

随着工作与生活压力的加大、环境污染和饮食结构的改变、结婚生育时间的推迟，男性因素导致的不育症患者越来越多。在引起男性不育症的众多因素之中，性功能障碍也占到了一定的比例，常见的有以下4点。

（1）插入障碍：虽然性是动物和人的本能，但在实际生活中仍然有不少的年轻夫妇根本无法完成性生活，丈夫的阴茎无法进入妻子的阴道即为插入障碍。导致插入障碍的原因多为女性无法正确配合，出于对疼痛的恐惧和性知识的缺乏,往往在性生活时有抗拒的动作,而男性如果缺乏性经验,或者勃起硬度不够,就会导致插入困难,无法完成性生活。对于插入障碍,应该加强性知识的教育,消除恐惧、防御心理,行为训练,男性可以使用药物增加勃起硬度,局部使用润滑剂,如果能有一次成功的性生活,问题往往就迎刃而解了。

（2）勃起功能障碍：也就是通常所说的"阳痿",由于阴茎无法充分勃起而不能完成性生活。勃起功能障碍与心理、情绪、压力、身体状态、雄激素水平、神经及血管功能有关,多数患者药物治疗有效,目前最有效的药物是磷酸二酯酶 V 型抑制剂,包括他达那非、西地那非、伐地那非等,他达那非可以按需服用,也可以小剂量按时服用。雄激素补充和补肾壮阳的中成药也能起到一定效果。

（3）射精困难：性生活时无法达到高潮完成射精,称为射精困难。多数属于手淫可以射精,而性交时无法射精,有些是和特定的对象无法射精,还有一些是手淫、性交都无法射精。可以通过加强情感交流,增加性刺激强度,药物改善性欲,增加勃起硬度来治疗。

（4）逆向射精：性生活时有性高潮和射精动作,但没有精液射出,称为逆向射精,实际上精液是逆流进入了膀胱。最常见的病因是糖尿病,某些药物和腹膜后、膀胱颈部的手术也可导致逆向射精。逆向射精药物治疗效果不佳,由其导致的男性不育症可以通过收集尿液中的精子来进行人工授精或试管婴儿治疗。

性功能障碍可以导致男性不育,而婚后不育受到来自妻子和父母的压力也会加重性功能障碍,绝大多数由性功能障碍导致的男性不育可以通过人工授精来解决,在完成生育、减轻压力后,性功能障碍也会好转。

（刘章顺）

45. 男性不育症除了用药治疗外，生活上需要注意什么

许多男性不育症的患者一直担忧自己的疾病能否治好,那除了药物治疗以外,患者平时还能做些什么来提高自己的生育力?

首先心理上要放下负担,毕竟男性不育症不是"绝症",只要诊断明确,绝大部分是能通过医疗手段解决的。利用现代成熟的辅助生殖技术能获得尽可能高的成功率;家庭方面,丈夫需要与妻子充分沟通、交流,一起面对困难、齐心克服。

男性不育症除了医生开具的药物治疗,日常的生活习惯也是尤为重要。随

着生活水平提高及生活节奏加快，许多育龄男性不可避免地遇到缺乏锻炼、肥胖的问题，可谓养"肥"了脂肪"饿"坏了精子。肥胖容易导致多种健康问题，过多的脂肪会导致体内雌激素水平升高，雌、雄激素比例紊乱，直接影响男性性功能及精子质量。因此应该根据医生建议选择合理的运动方式，坚持锻炼。

另外，还需要尽量减少不良的生活习惯。对于睾丸来说，最适合的温度是36℃左右，高温会影响精子的发生及成熟，因此不建议男性穿紧身裤、泡热水澡、汗蒸等。

从事厨师、冶金工业、电焊工等高温作业者，若1～3个周期妻子没有怀孕，建议最好离岗半年后再开始尝试怀孕。对于自行车长距离骑行爱好者，建议暂停此项运动，因为自行车坐垫长时间压迫会阴，会引起前列腺的充血，诱发和加重前列腺炎，而前列腺液是精液重要的组成部分，前列腺的炎症可导致精子外环境的紊乱，进而影响精液质量。

患者平时需饮食平衡、合理膳食。精子的生成需要优质蛋白质，锌、硒等矿物质，微量元素，多种维生素等。精氨酸是精子生成的主要成分，山药、鳝鱼、墨鱼、核桃、花生、紫菜等均含有较多的精氨酸。缺锌会导致精子生成减少，活力低下；缺硒时可以降低精子活动力。应多吃鱼、虾、牡蛎、蛤、蚌、海带、蛋类、木耳、核桃、蜂蜜、大豆等含有较多微量元素的食品。

（高玉平　朱　宏）

46. 精液分析检查前要注意些什么

最直接、最重要的判断男性生育力的方法是精液分析。然而在男科门诊往往会遇到这样的情况：在医生开具了检查单后患者却被告知"你今天不适合检查"或者"你今天的检查结果可能不准"。这下男性朋友就摸不着头脑了："这精液分析，到底该怎么做？"

首先，在精液检查前，必须禁欲2～7天，所谓的"禁欲"即指停止精液排出，包括性生活、手淫及梦遗之中的任意一种形式，这样的要求是为了避免精子在体内储存过久，活力下降或者时间太短，数量不能及时补充而对结果造成人为的干扰。对于定期复检精液的患者，最好每次精液检查都保持相同的禁欲天数，这样能更准确地判断精液质量的改善情况。

其次，在取精前，用温水将双手、阴部、龟头尤其是包皮垢洗净，这样可以尽量避免对精液微生物培养检测的干扰，取精时还要尽量避免混入汗液、毛发等，以免对结果判定造成影响。

此外尤其要强调的是，精液的采集一定要完整。万一"射偏了"，也一定要告知医务人员，因为在射精过程中，精液通常分好几段射出，每段中精子的浓度不尽相同，其中以开头部分浓度最高（也是最容易漏采集的），因此精液标本的完整性会对结果产生重大影响。

再者关于采集精液的方式，最常规的方法就是手淫取精。对于部分手淫射精困难的患者，可自备电动按摩棒刺激龟头射精。如果有患者在医院的环境中还是无法取精，建议向医务人员领取专门的取精容器后在医院外取精，然后放置在贴身内衣袋中保温，不可倾斜或倒置，尽可能在半小时内送到实验室。不推荐使用避孕套收集精液，因为避孕套中的润滑油可能对精子活动力造成影响，加之避孕套上残留的精液可对精液量、精子浓度的计算产生误差。性交后体外排精亦不推荐，因为这样非常容易丢失浓度最高的初始段精液，而且女方阴道的酸性环境及微生物，亦会对精液酸碱值及病原体检测产生干扰。

对于精液分析的结果，由于精液参数本身有很大的波动性，通常需要两次甚至两次以上的检测才能反映真实的生育力情况，因此精液分析报告必须由专业的男科医师结合患者具体情况进行分析。只有保证检查的客观准确性，才能正确评估男性生育力。

（高玉平　朱　宏）

47. 睾丸体积大小对生育有影响吗

睾丸是男性主要的内生殖器官，它分泌睾酮，维持男性的第二性征。同时，产生精子，实现男性的生育功能。如果睾丸的发育出现问题，就直接影响男性的生育功能。

睾丸的左右各一，位于阴囊内。虽然是对称器官，但两侧的睾丸体积大小和重量会略有差异。根据我国成年男性统计数据，左侧睾丸重量约为 10.20 克，右侧为 10.70 克。临床上以睾丸体积作为评价其功能的参考指标，睾丸容积为 12～20 毫升，一般认为成年男性睾丸容积小于 12 毫升提示其功能不良。

男性进入青春期，第二性征明显和睾丸容积增大。根据 Tanner 分期（青春期发育分期），男性 11～14 岁时，发育到第 3 期，睾丸容积达到 11～15 毫升，14～16 岁进入第 4 期，睾丸容积可达到 15～20 毫升。如果青春期发育落后于正常人群 2～2.5 岁称为青春期发育迟缓，就应该及时就诊，找出迟缓的原因，及时治疗干预。如果成人睾丸功能不良，可能导致雄激素水平下降，生精功能低下，引起男性不育，少、弱精子症或性功能障碍。

另一类小睾丸患者，可能有性染色体病变。染色体核型分析为 47，XXY，比正常男性多一条 X 染色体，睾丸容积有些小于 2 毫升，同时伴有身高较高、体毛稀疏、外生殖器偏小、缺乏性欲等。多数患者表现为无精子症或少精子症。可以考虑补充雄激素，改善生活质量。

因此，睾丸的大小虽然不是评价男性生育的唯一指标，但是从一方面反映男性的生育能力。

（江宁东）

48. 精液检查一次不达标，是不育症吗

精液常规检查一次不达标，不要慌。首先，有些小机构做的精液检查不符合规范。按照世界卫生组织的要求，检验机构至少要取 200 个以上的精子做检查才能出报告。有些检验机构所取的精子数量只有 20～30 个。

此外，在精液报告中还有一项重要的指标叫做"精子形态"。按照正规实验室的严格要求，判断精子的形态一定要做染色鉴别，但有些机构却只是简单地直接在显微镜下用肉眼观察。这样得出的精子形态结论很可能是不准确的，因为在不做染色的前提下，很可能把精液中的杂质当成精子，也难以准确区分正常精子和异常精子。

另外，精液常规的检查结果受影响的因素非常多，如抽烟、喝酒、熬夜、检查时距离上次排精的时间等都会影响精液的检查结果。国外的一个研究对男性精液进行过追踪检查，发现同一个生育力正常的男性，其精液常规的检查结果从完全正常到极度少、弱精子甚至无精子状态都经历过，这说明精液的波动范围非常大。单单一次的精液检查结果不能下定论，要遵照医嘱，改变不好的生活习惯后再次复查。如果连续两次精液检查都提示少、弱精子症或者更差的结果，需引起重视，医生也会安排进一步的检查和治疗。

（李昆明）

49. 精液分析准确吗

精液分析被广泛地用于评价男性生育力和不育治疗效果，但在精确诊断和

预测精子的体内、外受精能力方面存在着局限性。因此，我们常会碰到精液分析结果不佳，妻子却怀孕了；精液分析正常，但进行常规第一代试管婴儿（IVF）时可能出现低受精率或者完全不受精的情况。

精液分析不能完全反映精子的受精能力，而诱发精子顶体反应率能够弥补这方面的不足。获能的精子到达卵细胞附近时所发生的一系列变化称为顶体反应（AR）。

精子与卵子接触激发顶体反应，精子顶体小囊内的酶释放，释放出有关的水解酶，如放射冠穿透酶（使卵细胞与放射冠的颗粒细胞脱离）、透明质酸酶（分解透明带周围的放射冠基质，使透明带显露）、蛋白水解酶（作用于透明带，能使精子穿过透明带）。

此时卵子的膜被酶分开，帮助精子穿过透明带。在自然情况下，如没有顶体反应的发生，受精是无法进行的。但若精子在与卵子的透明带结合前发生自发性顶体反应，精子就失去了授精能力。

自发性顶体反应率大于 10％ 即提示精子质量差，通过检测精子顶体自发反应率的情况可预测体外受精结局。

目前大多数开展顶体功能检测的实验室都是采用顶体酶法。但是，单一的顶体酶检测无法代表整个顶体复杂酶系统，世界卫生组织第五版推荐的顶体检测方法是——精子顶体（PSA-FITC）染色检查，而不是顶体酶检测法。

因此，对于不明原因不育、精子畸形率高如圆头精子、IVF 受精不佳或完全不受精、反复受精失败的患者，我们都建议使用精子顶体（PSA-FITC）染色检查加以排除，也可以为选择辅助生殖技术（IVF 或 ICSI）提供重要依据。

（陈　颖）

—— 专家简介 ——

陈　颖

陈颖，复旦大学附属妇产科医院上海集爱遗传与不育诊疗中心主管技师。擅长精液冷冻，IVF、ICSI、宫腔内人工授精（IUI）、供精人工授精（AID）精液处理，精液分析以及各类免疫学检验。

50. 有过生育史的男性也会患无精子症吗

无精子症按性质可以分为梗阻性无精子症和非梗阻性无精子症。以前有过生育史的男性也是可能发生无精子症的，但大多数情况下发生的都是梗阻性无精子症，节育手术就是利用这个机制达到避孕的目的。大多数非医源性继发的梗阻性无精子症是由于生殖道炎症引起的，如附睾炎、输卵管炎及精囊腺炎等。这些梗阻性无精子症一般可以通过取得睾丸内精子行辅助生殖技术或者通过手术复通管道进行治疗。

非梗阻性无精子症也有可能发生，某些导致睾丸功能不可逆损伤的情况可能使原来有生育能力的男性发生无精子症。这些因素应当是明显的，如睾丸外伤、扭转、萎缩或一些较强的物理、化学因素直接损伤睾丸的生精细胞等。

有过生育史的男性检查出无精子症需要在医院进一步检查，查清楚无精子症的原因才能进行诊治。

（黄文强）

—— 专家简介 ——

黄文强

黄文强，同济大学附属第一妇婴保健院副主任医师，擅长泌尿外科及男性科的诊疗，在男性不育症、前列腺疾病、无精子症及辅助生殖技术领域积累了丰富的临床经验。

51. 无精子症患者还可以有孩子吗

无精子症是指多次精液检查(一般 3 次以上)均未发现精子者，同时还需要排除不射精和逆行射精后才可确诊。

无精子症按照性质可以分为两大类：一是精子发生的功能正常，但精子输送管道梗阻，因而精液中找不到精子，称梗阻性无精子症。梗阻性无精子症最常见的原因是男性输精管结扎术后、先天性输精管缺如或由于炎症造成输精管道粘连梗阻，如附睾炎或附睾结核。二是睾丸发生精子的功能丧失，称非梗阻性无精子症，是由于各种原因造成睾丸产生精子功能障碍而引起的无精子症，如克兰费尔特综合征、双侧隐睾、长期食用粗制棉籽油、腮腺炎性睾丸炎、精索静脉曲张、放射线损害、内分泌紊乱等。

绝大部分非梗阻性无精子症无法在睾丸内找到精子，这些非梗阻性无精子症的患者需要接受供精治疗或领养孩子。梗阻性无精子症患者一般可以找到精子。

现代试管婴儿技术可以用非常少的精子使卵子受精，形成胚胎，因此梗阻性无精子症的患者可能有自己的生物学亲生孩子。

（黄文强）

52. 同房时一直无法射精是什么病

生活实例

吴先生结婚2年了，与妻子同房时一直无法射精，但手淫却可以排精。他们想要生个孩子，去医院就诊后，医生诊断吴先生患有功能性不射精症。

功能性不射精症主要有下面几种原因。

（1）精神心理因素：为常见原因。如对配偶不满意、夫妻关系不协调、思想压力大、性生活环境不佳等，均可使男方对性生活采取克制态度，长此以往会导致不射精症。

（2）性知识缺乏：夫妻双方缺乏性知识，不知道如何性交，或者对性有恐惧心理（如女方害怕妊娠或疼痛）而限制男方大幅度、快速抽动，使男方不能达到射精的阈值导致不射精症。

（3）性疲劳或射精衰竭：性交或手淫过频容易造成脊髓射精中枢功能紊乱，引发不射精。

（4）长期手淫者可能会引起不射精症：由于手淫时的性刺激强度多高于性交时的强度，射精中枢习惯于手淫的强烈刺激，可能在性交时达不到射精阈值。另一方面，由于传统观念的影响，手淫者通常有负罪感和羞耻感，也会对射精起抑制作用。

功能性不射精的治疗需要较长时间的心理咨询、心理暗示，有时效果也差强人意。相比而言，借助辅助生殖技术的人工授精可以更直接地解决这个问题。该技术把手淫取得的精子体外进行优化处理后，用移植管把精子直接输入女方的宫颈，目前成功率为 10％～20％。

（吴正沐）

53. 经常手淫会影响健康吗

　　手淫又称为自慰,从狭义的概念是指用手来抚摸刺激自己的外生殖器,使生理、心理上得到满足的一种现象。从广义讲,任何方式的自我与互相间的抚摸刺激生殖器及其他敏感部位,以求性快感和性满足的行为都可以视为手淫。手淫是在性冲动时自我发泄性欲的举动,在青少年中最为普遍。由于性冲动不是受大脑支配的而是由血液中的性激素水平所决定的,因此这是一种不以人的意志为转移的自然现象。

　　人从性成熟到能够合法地满足性要求——结婚,一般要等待 7～8 年或更久,而这段时间的性能量偏偏最高,总要寻找机会解除性紧张。手淫本身不会带来任何损害和不良后果。

　　但是,过度手淫就属于一种心理障碍,并且会严重影响身体健康,造成一些泌尿生殖系统疾病、性神经衰弱等。

（平　萍）

54. 经历一次自然流产，之后会容易流产吗

　　医学上将连续发生 2 次或 2 次以上的自然流产称为复发性流产。根据流产时间的不同,自然流产可分为早期流产(妊娠 12 周之前)和晚期流产(妊娠 12 周之后)。早期复发性流产的常见原因为胚胎染色体异常、免疫功能异常、黄体功能不全、甲状腺功能低下等;晚期复发性流产常见原因为子宫解剖结构异常、自身免疫异常、血栓前状态等。

　　随着年龄的增加,自然流产发生的概率逐渐增加。有研究显示:年龄在 35 岁以下的妇女,自然流产的概率在 14％左右;35～39 岁的妇女,自然流产概率在 25％左右;40～44 岁的妇女,自然流产的概率约 50％;45 岁及以上的妇女自然流产率可高达 90％。

　　高龄患者早期复发性流产最主要的原因是胚胎染色体异常。随着科学技术水平的提高,可以通过胚胎植入前遗传学筛查(PGS)技术来检测植入前胚胎染色体情况,从而尽量降低由于胚胎染色体异常而引起的流产。

（张　平）

—— 专家简介 ——

张 平

张平，上海交通大学医学院附属国际和平妇幼保健院生殖医学中心副主任医师、医学博士。擅长女性不孕症的诊治、人工授精及试管婴儿技术助孕。

辅 助 生 殖 技 术 篇

55. 试管婴儿治疗会增加女性患肿瘤的风险吗

最新的医学研究显示,女性接受 IVF 治疗,不会增加肿瘤的发生风险。辅助生殖用药主要有五大类,分别是促性腺激素释放激素类似物、促性腺激素(Gn)、氯米芬(CC)、hCG,以及黄体支持类药物如孕酮等。目前的研究一般认为 Gn、雌激素和雄激素是卵巢肿瘤的促癌因子,而孕激素则是卵巢肿瘤的抑癌因子。许多研究者研究了卵巢肿瘤复发与促排卵药物使用之间的关系,早期的一些研究认为促排卵药物会增加卵巢肿瘤复发的风险。但是体外培养实验证实,雌激素及卵泡刺激素(FSH)对卵巢肿瘤细胞增殖无促进作用,而 hCG 可抑制良性、交界性、恶性卵巢上皮细胞增长;甚至有研究认为,雌激素、孕激素或两者一起均能抑制癌细胞增殖,促进癌细胞凋亡。

丹麦的一项回顾性病例对照研究结果发现:所有促排卵药物均不增加交界性卵巢肿瘤发生的风险。其他研究也发现生育治疗和癌症几乎没有关系,至今并没有多少妇女接受体外受精后发展为癌症的病例。女性是否接受过体外受精,对她们患乳腺癌或子宫内膜癌的风险没有什么影响。但是研究发现:女性接受促排卵治疗的次数多,卵巢癌风险会稍微增加,不过这可能属于偶然。卵巢癌风险的增加,可能是因为这些接受治疗的女性都有卵巢功能失调的问题,不孕症本身可能是卵巢肿瘤发生的独立危险因素。因此,虽然目前的研究未表明 IVF 治疗使肿瘤发病风险增加,但是仍需要更长时间的随访,以更好地评估该治疗的安全性。

(伍园园)

—— 专家简介 ——

伍园园

伍园园,同济大学附属第一妇婴保健院生殖中心人工授精项目负责人、副主任医师、生殖医学博士,上海市医学会生殖医学专科分会青年委员会副主任委员。擅长女性内分泌疾病、不孕不育的诊断和治疗以及辅助生殖技术(试管婴儿和人工授精的临床及手术操作)。

56. 准备化疗的淋巴瘤女性患者，还能生孩子吗

淋巴瘤患者经过放化疗，基本可以达到治愈的效果。但是大剂量的化疗及放疗杀灭肿瘤细胞的同时，也直接通过凋亡作用破坏生殖细胞，带来了卵巢早衰的问题，这使得许多生育年龄的肿瘤患者在重获新生的同时，又陷入另一个痛苦的深渊。

目前女性肿瘤患者保存生殖力主要有 3 种方法：胚胎冷冻、卵母细胞冷冻和卵巢组织冷冻。

胚胎冷冻保存是目前为止实现妊娠最好的技术，胚胎冻存后复苏率高，其促排卵过程需要将抗肿瘤治疗推迟 2～4 周，不适于对激素刺激有禁忌的肿瘤患者。

卵母细胞冷冻是指用激素刺激卵巢，使其产生多个卵子，用液氮将卵子保存在－196 ℃。日后肿瘤缓解时取出冷冻的卵子进行解冻，通过试管婴儿技术进行体外受精，将获得的胚胎移植到子宫。

还有一种方法是直接冷冻卵巢组织，卵巢皮质内有大量原始卵泡，卵母细胞体积小，结构简单，代谢率低，无透明带，细胞内对低温敏感的亚细胞器较少，不易受到冷冻伤害，并且不需要卵巢刺激及等待卵子成熟，不会延误患者的放化疗。等肿瘤缓解稳定后再行卵巢皮质自体移植，可以恢复患者的生殖功能和内分泌功能。

具体选择哪种方法保存生育功能需要根据患者自身的情况来定。如果患者已经结婚，可以考虑促排卵后，将胚胎冷冻；如果患者未婚，可以考虑将卵母细胞或者卵巢组织冷冻；如果是青春期前的少女，就只能考虑卵巢组织冷冻了。

（伍园园）

57. 人工授精妊娠率这么低，为什么不改做"试管婴儿"

人工授精是辅助生殖的一种助孕手段，是指通过非性交的方式，将经过优化处理的男方精液直接注入女方生殖道内，让精子和卵子自然结合，协助妊娠的助孕方式。

做人工授精的前提条件是男方射出的精液中有足够多的活动精子，而且女方至少有一侧输卵管通畅且该侧排卵正常，子宫环境良好，可以让受精卵健康成

长直至分娩。根据精子来源是丈夫或者精子库的精液，分为夫精人工授精和供精人工授精。

夫精人工授精的成功率为每周期15％左右，影响夫精人工授精成功率的因素很多，包括输卵管条件、年龄、卵巢功能、精液质量和子宫条件等。供精人工授精由于精液的质量比较好，妊娠率普遍高于夫精人工授精。

人工授精的妊娠率虽然没有试管婴儿高，可是对于夫妇双方充分备孕，仍不能怀孕的患者来说，人工授精的妊娠率是明显高于自然试孕的，而且人工授精还有以下优点：①精子和卵子在体内自然受精，最接近自然妊娠；②手术简单、用药少、安全、对患者基本无损伤；③费用较低，可以反复尝试（一般建议3次人工授精仍未孕的患者改 IVF 治疗）。

对于女方有排卵障碍、宫颈解剖异常或黏液异常造成精子无法通过宫颈、生殖道异常如阴道畸形或狭窄等，男方因素如轻度或中度少精子症、弱精子症、非严重畸形精子症以及性功能障碍等因素，可以考虑人工授精助孕治疗。

（伍园园）

58. 生二胎有年龄限制吗

随着"全面二孩"政策放开，不少高龄女性重燃母亲梦。然而，高龄女性的自然受孕率远低于年轻女性。为了顺利怀孕，不少人想到了辅助生殖技术。生育二胎虽然没有年龄限制，但是随着年龄增长，女性的卵巢功能逐渐衰退，随着更年期症状的出现，女性开始走向衰老。卵巢随着年龄的增长逐渐地衰退，卵子的质量越来越差。因此当一个女性30岁还没有怀孕生子的时候，那么她再准备生育就已经比年轻女性要困难得多了。

做试管婴儿的成功率将随着女性年龄的增长逐渐下降；大于40岁时成功率将降为10％～20％，少数试管技术成功的人，发生流产或者新生儿出生缺陷的概率也比较高；超过45周岁、接受 IVF 治疗的女性，每移植一次胚胎受孕概率仅为3％～4％，而流产率高达50％，活产率仅为1％～2％。

因此女性的生育能力与年龄呈负相关，也就是说，年龄越大，受孕概率越小，受孕后发生流产、早产、胎儿先天异常的概率越高，而且高龄女性受孕后的产科风险也大大增加。对于45岁以上的女性，即使月经规律，但健康卵子产生的概率已经大大降低，不建议接受 IVF 治疗了。

（李昆明）

59. 可以将卵子冷冻起来吗

冷冻或雪藏卵子，医学上又称卵细胞低温贮藏，指在女性年轻健康时用激素刺激卵巢，使其产生多个卵子，然后从卵巢里取出卵子在实验室将其冷冻贮藏，待日后想要生育时取出冷冻的卵子进行解冻，通过试管婴儿技术进行体外受精，将获得的胚胎移植到子宫。

目前常用的冷冻卵子的方法有两种，一种为程序冷冻法，即按照设定程序，逐渐将卵子的温度降低。另一种为玻璃化冷冻法，即在几分钟内迅速将卵子的温度降低到－170 ℃。由于卵子是人体内最大的细胞，卵细胞对温度、冷冻保护剂十分敏感，不论采用何种冷冻方法，冷冻均可能会对卵子的超微结构造成伤害，解冻过程也可能破坏卵子的细胞结构，解冻后卵子的复苏率也不高。即使可以冷冻、复苏，形成受精卵、胚胎，胚胎发育成健康孩子的概率也较正常低，并且长期安全性还无法评估。

取卵子也不是一件简单的事，为了保证有足够的可用卵子，需要取 10～30 个卵子保存。促排卵药物易刺激卵巢，可能使女性患卵巢过度刺激综合征，引发腹腔积液、胸腔积液等情况。取卵子需要行穿刺手术，这个过程有发生出血、感染的风险，也可能伤害到卵巢，危害女性健康。因此，需要权衡应用这项技术的利弊。

目前在我国，要做冷冻卵子必须有严格的医学指征。通常针对年轻女性患有肿瘤疾病、需要进行放疗或化疗等治疗手段的，或是由于不孕做试管婴儿而进行了取卵手术，但在取卵当日因为各种原因男方不能提供精子而采取冷冻卵子的办法。另外，也有一部分女性卵巢功能过早衰竭而不能生育，需要别人捐赠的冷冻卵子。只有以上几种情况可以对卵子进行冷冻保存，不提倡那些没有任何医疗指征，仅仅为了暂时不生育就盲目将卵子冷冻的做法。

（伍园园）

60. 为什么试管婴儿治疗时取卵很多却都不受精

周女士原发不孕 5 年，她决定做试管婴儿，但是取了 10 个卵子，结果没有一个受精的。周女士很苦恼，怎么会发生这样的事呢？

在 IVF 治疗过程中发生这样的结果是让人非常沮丧的，花了很多的时间和金钱，最终却没得到可用的胚胎，对于不孕夫妇而言是不小的打击。

IVF 是指将精子和卵子放在培养皿中让其自然受精，但结果是所有卵子均未受精，这个残酷的结果说明了不能受孕的真正原因是精卵结合障碍，也就是精子和卵子"见面不相识"，彼此之间没有"爱的交流"，形成不了受精卵，当然也就不会受孕了。

卵子受精是一个非常复杂的过程，包括精卵识别、精子穿透卵丘细胞、精子结合并穿透透明带、精卵融合、卵子激活、精卵核融合、原核形成等一系列极其复杂的过程，任何一个环节的异常都会导致受精失败。IVF 周期卵子受精率低于 30％或者完全不受精，统称为受精障碍。这种情况发生的原因多数在于精子，可能其头部的顶体缺乏受精所需要的物质；原因也可能在于卵子，透明带过厚或太"硬"都会影响精卵结合。对于这类患者，可在下个周期中采取"第二代试管"的受精方式，即单精子卵细胞质内注射，即显微镜下将精子注射进入卵细胞内，"强迫"其发生结合，就有机会得到受精卵和胚胎，进而受孕了。

（李昆明）

61. 做试管婴儿时，促排卵和取卵都是越多越好吗

进入试管婴儿周期后，医生期望最理想的超促排卵结果是得到 10 个左右的卵子。其中，5～7 个目标获卵数也是比较好的状态了，之后进行 1 次新鲜胚胎、2 次冻胚移植，1 次取卵可以获得 70％左右的累计成功率，这样是最稳妥最有效的状态。

临床中发现，许多患者总希望取到尽可能多的卵子，甚至在促排卵阶段互相攀比卵泡数目。其实完全没有必要，过多的卵泡数量往往意味着卵巢对药物反应过于敏感或药物剂量偏大，存在卵巢过度刺激的风险，而卵巢过度刺激会产生严重的并发症，如腹腔积液、胸腔积液，伴局部或全身水肿。同时卵子的数量多，质量不一定好，而质量不好的卵泡会导致精子和卵子配对率降低，胚胎质量差，移植成功率降低。

面对促排卵，适度、适宜就是最好的，千万不要刻意追求卵子的数量。对于年龄较大和卵巢储备功能不良的患者，本身卵巢剩余的卵泡数量就不多，进行促排卵就更应重视卵子的质量而不是数量。医生会根据每个患者的年龄、卵巢储

备情况以及既往试管婴儿的治疗情况量身定制每个患者自己的治疗方案和用药剂量。

（陈智勤）

62. 移植的胚胎数多，怀孕机会大吗

有些患者为了提高自己受孕的成功率，要求医生一次放入多个胚胎。其实，国外已有统计学报道：一次植入 2 个还是 3 个胚胎，对成功率并没有影响。但若 3 个胚胎均存活，三胎妊娠有很多并发症，对母体和胎儿都有许多危险，我国强制进行三胎减胎的，而减胎会有全部流产的可能。我国规定对于 35 岁以上患者一次可以植入最多 3 个胚胎，35 岁以下最多一次植入 2 个胚胎，就是为了降低多胎妊娠的发生。

多胎妊娠易导致流产、早产、胎儿宫内发育迟缓、妊娠高血压综合征等不良妊娠结局，被视为辅助生殖技术的严重并发症，而不是成功的助孕结局。多胎妊娠将严重增加围产儿发病率、死亡率、流产、早产及剖宫产率。

对于试管婴儿，医生和患者的最佳目标是单胎足月活产儿，这一目标已经被越来越多的国家和学会制定为技术标准。目前，临床上降低多胎妊娠的有效方法有两种：一是施行减胎术，二是减少移植胚胎的数目。前者是一种补救性手段，而后者是积极的预防性手段。

现在越来越多的研究证实：移植单个囊胚的临床妊娠率明显高于移植单个卵裂期胚胎。这提示囊胚可能是实现单胚胎移植的理想时期。但对于高龄、胚胎质量差、既往 IVF 失败的患者，不建议囊胚培养和移植，因为目前仅有 50% 左右的卵裂期优质胚胎可发育到囊胚，如果完全进行囊胚培养，将有 20%～40% 的患者因没有胚胎发育到囊胚而取消移植。

（陈智勤）

63. 第三代试管婴儿比第一代试管婴儿好吗

第一代试管婴儿是指常规体外受精胚胎移植术，是指将卵子和精子在体外受精，待胚胎发育至第 2～5 天将胚胎移植入子宫内继续生长直至分娩。主要适用于输卵管不通、子宫内膜异位症等女方因素为主的人群。

第二代试管婴儿是 ICSI，即单精子卵细胞质内注射，需要显微镜下将精子

注入卵子的细胞质内，主要适合于严重少、弱精子症等男方因素。

第三代试管婴儿技术是 PGD，即胚胎植入前遗传学检测，可用于筛查胚胎严重的遗传基因缺陷，及进行遗传学的胎儿性别选择，预防遗传病的发生。是通过第一、二代试管获得胚胎，当胚胎发育到 4～8 个细胞时，在显微镜下取出 1～2 个细胞进行遗传学检查，如果胚胎没有遗传病，再将胚胎移植到子宫内。

因此，这三种是完全不同的技术，适用于不同情况的人群，而并非一种技术的改进。且从理论上说，第三代及第二代试管婴儿技术，比第一代有更多的风险因素，只能解决这部分人群的实际问题，并不能提高整体成功率。虽然试管婴儿技术是逐渐发展的，但并不存在第三代比第一代更好的问题，主要是看患者的身体情况适合哪种技术，医生就会推荐哪种方法。

（陈智勤）

64. 多次自然流产可以做试管婴儿吗

临床上有些患者多次自然流产，要求做试管婴儿怀孕。其实试管婴儿和避免流产没有必然联系，试管婴儿技术解决的是精子与卵子体外受精形成胚胎，并且把胚胎移植入子宫里的过程，这和胚胎能否顺利着床发育，能否避免流产之间没有必然联系。而且试管婴儿的胚胎流产率只会比自然受孕的高，不能解决流产的问题。

反复流产代表胚胎本身可能不健康，或者子宫的环境不利于胚胎生长。首先还是要找到流产的原因。常见原因如下：①夫妻双方或受精卵的染色体有问题；②不正常的子宫形态；③不正常的内分泌环境，如黄体发育异常、甲状腺发育异常、肾上腺功能异常、垂体卵巢激素的异常；④感染因素，如弓形虫、风疹病毒等；⑤免疫因素，反复流产患者有自身抗体，或同种抗体等的出现导致免疫机制紊乱等。

找到流产的原因后，如果是夫妻双方有染色体异常，例如染色体异位，这种情况需要转为第三代试管婴儿治疗。但如果流产手术过程对子宫造成伤害，直接使内膜变薄、子宫环境变差，而导致胚胎种植和发育困难，那么这种情况下即使做试管婴儿，也并不能提高成功率。是否需要做试管婴儿，还需要医生在全面掌握病情后做出判断。

（陈智勤）

65. 为什么做试管婴儿要吃避孕药

现代口服避孕药是低剂量雌孕激素复合制剂，刚好又符合女性月经周期规律，服用简单方便，已被广泛应用于避孕之外的诸多妇科疾病的治疗过程，也包括不孕不育。最重要的是，口服避孕药是短效制剂，可在体内很快被代谢清除，且药物本身并没有导致胎儿畸形的风险，因此停药后月经来潮即可备孕或促排卵助孕。

常规用法是在自然月经周期或撤退出血的第 3～5 天开始服用，每日 1 片，连续服用 21 天，停药 3～5 天开始撤退出血，出血的第 3～5 天重新开始用药。用药期间不能漏服，否则会引起体内激素水平波动，出现不规则阴道出血。

医生会根据患者的情况使用避孕药，有些是为调整患者的内分泌状况；有些是为让卵巢休息，使治疗周期的卵子质量及数量更佳；有些是为便于计算时间，方便安排治疗，更好地进入周期后的控制性超促排卵。

试管婴儿技术为了提高"累计妊娠率"（一次取卵，两次以上移植机会），期望一次促排卵能获得多个成熟卵子，这就意味着不希望只有一个强势卵泡；通过避孕药抑制促性腺激素的分泌，抑制强势卵泡生长，使得大多数的卵泡同步成长，能够同时获得多个质量比较好的成熟卵子。而有的女性卵泡大小不均匀，卵泡、内膜、激素不同步，为了产生更多的优质卵子则需要先吃避孕药，再打降调针。因此，做试管婴儿的女性千万不要觉得医生给你开避孕药是奇怪的，无需穷究具体的生殖内分泌机制，只需要按医嘱执行用药。

（陈智勤）

66. 促排卵会导致卵巢早衰吗

女性的卵子储备在胎儿时期就已成定局，出生后不会再增多。在胎儿期，卵细胞的数量可能会达几百万，这些细胞大多不会成熟，出生时就减少至不到 100 万，出生后到青春期前卵细胞继续减少，若青春期后卵细胞仍未受精，则会随子宫增生的内膜及血液排出，到更年期后卵细胞便消耗殆尽。

一位健康的女性，一生中能够发育成熟并排卵的只有 400～500 个卵子。很多女性患者对此产生疑问："我一共只有 400 多个卵子，促排卵帮我每月取出 7～8 个，那不是要提前用光了？"

其实，女性每个月经周期开始会有多个卵泡同时发育，同时有 1 个卵泡会长大，发展成为"优势卵泡"。那么其余卵泡会萎缩、衰退，剩下的这些趋于退化的卵泡叫做"闭锁卵泡"，这也是为什么一个月经周期只会排一个卵泡的原因，是一种非常正常的生理现象。

而促排卵只是通过药物将那些本应进入闭锁期的卵泡重新拉回生长队列中，并不会影响卵巢中的卵子储备，也不会将原本要以后排出的卵泡提前排出。

特别提醒

促排卵并不影响 400～500 个卵子库存，也不会导致卵巢早衰。

（李　路）

67. "试管宝宝"和普通宝宝有什么不同

在中国，由于辅助生殖技术的相关知识还未普及，许多人对"试管婴儿"还存在着误解，甚至是偏见。宝爸、宝妈们就会担心："'试管宝宝'有没有一些特殊的体貌特征，让别人能够一眼认出是'试管儿'呢?"这个担忧是多余的，"试管宝宝"就和普通宝宝一样。

也有人担心，"试管宝宝"的健康是否会受影响? 其实，"试管婴儿"主要的发育过程还是在母体身体里面完成的，只是他生命最初的 3～5 天在试管里面。最终，不管是他的生理、心理，还是智力，都跟自然受孕的孩子没有任何区别。孩子的智力，主要与父母的基因有关，更与后天的教育有关，与是不是"试管婴儿"是没有关系的。

（彭献东）

—— 专家简介 ——

彭献东

彭献东，复旦大学附属妇产科医院上海集爱遗传与不育诊疗中心副主任医师，擅长不孕症的诊断及处理。

68. 双胞胎也能"私人定制"吗

对于妈妈和宝宝们而言，多胎妊娠都存在潜在风险。对孕妇来说，多胎妊娠非常考验其身体的承受力，可能会造成早产、流产、妊娠高血压等，在少数极端情况下还会造成孕妇的死亡。对宝宝来说，可能会造成低体重儿的出生和围产期儿的死亡。一旦多胞胎的健康得不到保障，相应的医疗费用也会给家庭带来不小的压力。

"试管宝宝"的多胎妊娠率确实比较高，但不是 100%。医生建议各位准爸妈们还是一次生一胎好，既符合自然规律也保障妈妈与宝宝的健康平安，一味追求双胞胎不但会增加怀孕的意外风险，而且容易出现三胞胎，甚至四、五胞胎。另外，《人类辅助生殖技术规范》对移植胚胎数目有着明确的规定，多胎妊娠必须实施减胎术，避免双胎，严禁三胎及三胎以上的妊娠分娩。

（杨岳州）

—— 专家简介 ——

杨岳州

杨岳州，复旦大学附属妇产科医院上海集爱遗传与不育诊疗中心副主任医师，擅长女性生殖医学的临床及超声诊疗工作。

69. 第三代试管婴儿安全吗

PGD 和 PGS 都是第三代试管婴儿技术，PGD 即胚胎植入前遗传学诊断，适合有染色体异常和遗传性疾病的夫妻，PGS 即胚胎植入前非整倍体筛查，适合反复流产，反复植入失败，严重少、弱精子症等非整倍体发生风险高的夫妻。

第三代试管婴儿技术安全吗？这是每个进行第三代试管婴儿的夫妻首先担心的问题。根据现有技术和该技术的发展历史，其安全性需要更长时间的随访研究。第三代试管婴儿技术的历史较短，但到目前为止，经 PGD/PGS 检测出生孩子的畸形率和生长发育与一般试管婴儿周期出生孩子相比无明显异常。

安全性主要与几个方面相关。首先胚胎活检是有创伤的，可能会影响胚胎的发育潜能，也可能增加胎儿的畸形率；其次，胚胎活检可能降低了胚胎的种植潜能，降低了妊娠率；再次，活检后胚胎需冷冻，需要冻融后进行冷冻胚胎移植，提高胚胎冻融成活率也是令人头疼的问题。

另一方面，PGD/PGS 的准确性也备受关注。因为胚胎在种植前存在嵌合的可能，只分析来源于胚胎滋养外胚层的 3～10 个细胞显然不能够代表整个胚胎的情况,其诊断率、准确性有局限性。每个生殖中心的诊断率及准确性都有差异,但即使达到较高水平的诊断率,仍然有欠缺,成功怀孕后及时进行产前诊断仍然十分重要而且必要。

因此,在进行 PGD/PGS 之前,患者夫妻双方应在充分进行遗传咨询的情况下,认识 PGD/PGS 的安全性、准确性,了解自己疾病的性质和风险,在完全知情的情况下对是否接受 PGD 做出独立和自愿的判断。

(雷彩霞)

70. 为什么取了几个卵却要放弃这周期的治疗

在生殖中心进行试管婴儿的患者中有极少一部分患者会出现这样的问题:"我取到卵了,为什么没有可移植胚胎也没有冷冻胚胎就放弃了这一周期?"以下从胚胎实验室角度分析产生这种情况的原因。

这种情况主要和受精以及胚胎发育有关。取卵之后在胚胎实验室进行体外受精,体外受精有 IVF(一代试管婴儿)和 ICSI(二代试管婴儿)两种,IVF 过程中由于卵子问题或精子问题很可能出现不受精或异常受精,在 ICSI 的过程中可能会发现剥卵后是未成熟卵不能进行受精,或者是显微注射后依然不受精。如果体外受精第一步受精失败,第 2 天患者便可得知这一周期放弃。

如果受精成功,第 2 天会发现形成含有两个原核的受精卵,接着进行胚胎培养,第 3 天、第 5 天进行胚胎观察,实验室人员根据胚胎细胞数以及碎片数对胚胎进行分级,如果达到级别即可进行冷冻或移植,达不到形态标准即放弃。

受精以及胚胎发育的每一步都存在风险,但没有胚胎的概率是很低的。

(高玉平　刘　斌)

71. 做试管婴儿可以避免宫外孕吗

在临床工作中,经常会有患过宫外孕的患者前来就诊,但和其他不孕症的患者不一样,她们不是不能自然怀孕,甚至是一直在避孕中,她们来的目的是想通过做试管婴儿来避免宫外孕。殊不知,试管婴儿是不能避免宫外孕的。

试管婴儿是采用人工方式将精子、卵子取出,在实验室培育成胚胎,然后将胚胎移植到女性子宫内,以帮助不育夫妇生育的一系列技术。这让不少人以为直接将胚胎放进子宫腔就不会出现宫外孕了,但实际上试管婴儿是不能完全避免宫外孕的发生的。因为即使把胚胎放入子宫腔，具有生命力的胚胎还会在宫腔内游走，选择舒适并合适的位置扎根植入，如果胚胎游走到输卵管，当输卵管功能正常时可以通过蠕动将胚胎送入宫腔，但如果输卵管功能异常，如存在炎症、狭窄、过于细长，就有可能发生宫外孕。

试管婴儿的宫外孕发生率一般为 4％～11％，普通人群自然妊娠宫外孕的发生率为 2％。有的患者会认为，试管婴儿的宫外孕发生率仍然比较高，但其实，输卵管病变或输卵管手术史的普通人群中自然妊娠宫外孕的发生率为 10％～20％，而在做试管婴儿的人群中，相当高比例的患者为输卵管病变或输卵管手术史的患者。因此，实际上做试管婴儿是降低了宫外孕的发生率。

胚胎移植后宫外孕的早期诊断十分重要，主要依据血 hCG 监测随访和阴道超声。对有高危因素的患者要加强监测，即使确诊为宫内妊娠，也要仔细扫描盆腔，以提高宫外孕的早期诊断率，以防发生严重的并发症。特别是宫内、宫外同时妊娠患者，如能够早期发现、及早手术，宫内胎儿预后一般良好。

（肖义涛）

72. 可以通过试管婴儿技术生"龙凤胎"吗

试管婴儿技术的目标是帮助不育夫妇安全地生下优质单胎宝宝。虽然目前胚胎移植可以一次移植 2 枚胚胎，但数据表明，选择移植 2 枚胚胎后，多胎妊娠率会超过 30％，比自然妊娠双胎概率高 20～40 倍，其中 80％ 为双胎妊娠，还会有三胎妊娠等发生。

许多夫妇认为双胎妊娠可以一次生两个宝宝，免去了为了生二胎再次妊娠的麻烦，殊不知双胎妊娠属于高危妊娠，不但孕期的并发症远远高于单胎（比如妊娠合并高血压疾病、晚期流产、难产、产后出血等），而且胎儿及新生儿发病率也显著增高（如早产、胎儿宫内发育迟缓等），另外还有一些单绒毛膜性双胎特殊并发症，如双胎输血综合征、选择性胎儿宫内生长受限等。

对于需要试管婴儿助孕的夫妇，有以下情况时建议选择单胚胎移植：①身材瘦小，身高小于 155 厘米时；②剖宫产史；③较大子宫肌瘤或子宫腺肌病手术史；④有宫颈机能不全导致的晚期流产或早产史；⑤子宫畸形，如单角子宫、双子宫等；⑥宫颈部分切除术后；⑦既往产科并发症或合并症（如妊娠高血压综合征、糖尿病等）；⑧需要进行产前诊断，如行植入前胚胎遗传学诊断（PGD）或筛查（PGS）者。

因此，为了生"龙凤胎"而选择进行试管婴儿治疗是不可取的，而且也不符合做试管婴儿的指征。

（丁国莲）

73. 第一胎患有血友病，第二胎会是健康宝宝吗

血友病是一类遗传性凝血功能障碍的出血性疾病，包括血友病 A(又称凝血因子Ⅷ缺乏症)、血友病 B(又称凝血因子Ⅸ缺乏症)及血友病 C(又称凝血因子Ⅺ缺乏症)。血友病 A 是血浆中抗血友病球蛋白(AHG)缺乏所致 X 连锁隐性遗传的凝血障碍性疾病。男性发病率较高(1/5 000)，约占血友病总数的 85%。血友病 B 发病率较低，为 1/10 万~1.5/10 万，占血友病总数的 15%~20%。其病因是位于 X 染色体上的 FIX 基因突变所致，故该病的遗传方式与血友病 A 相同，呈 X 连锁隐性遗传。携带有上述基因突变的女性，生育男孩有 50% 为血友病患者，生育女孩有 50% 为携带者。

目前，通过产前诊断(PND)或胚胎植入前遗传学诊断(PGD)技术都可以避免血友病患儿的出生。产前诊断是在出生前对胚胎或胎儿的发育状态、是否患有疾病等进行检测诊断。PND 常用羊膜腔穿刺术，通常在孕 16~22 周时，在超声引导下抽取 10~20 毫升的羊水，获取胎儿脱落细胞用于检测。虽然 PND 可以防止血友病患儿出生，但是不能避免引产对孕妇身体和心理造成的伤害。PGD，即第三代试管婴儿技术，通常从体外受精第 3 天的胚胎取 1~2 个卵裂球或第 5~6 天的囊胚取 3~10 个外滋养层细胞，进行遗传学分析，进而选择遗传学正常的胚胎用于移植，得到健康下一代。

PGD 不仅可以避免血友病患儿的出生，而且可以将对孕妇身体和心理伤害降到最低。因此，建议既往有血友病患儿生育史的夫妇先进行遗传咨询，如果条件合适就有机会通过 PGD 技术获得健康的宝宝。

（金　丽）

74. 结婚半年没有怀孕可以做试管婴儿吗

正常性生活的夫妇每月妊娠的概率只有 15%~20%，一年累计妊娠率 90% 左右。由于人体生理结构的复杂型，决定了不孕不育的原因是多方面的，当然包括心理压力，只有通过科学的诊断才能够明确判定是否需要采取医学的措施进行干预。

不孕症的检查相对比较复杂，包括男方的精液检查，女方一般进行妇科检查和询问各种病史，监测是否能正常排卵，最后还要用医学的方法来检查输卵管是否通畅。任何一项检查出问题都将影响自然怀孕，而生殖科的医生将负责针对不同的问题进行综合评估，最终给出最佳受孕指导。

试管婴儿在医学上被称为体外受精胚胎移植术，顾名思义就是在体外(装有胚胎培养液的"试管")将精子和卵子放在一起受精后形成胚胎，然后逐渐分裂2～5天后，植入女性的子宫体内，是治疗不孕不育的一种常见的手段和方法，主要是针对输卵管不通和重度少、弱、畸形精子症等引起的不孕。

看似简单的试管婴儿，实际过程繁琐、花费较大，女方需要经过用药物刺激卵巢(为了同一时间获得更多的卵子)、穿刺卵巢获取卵子以及等待体内高水平的激素慢慢恢复至正常等过程，且试管婴儿的成功率为40％～50％，因此一般试管婴儿技术是绝大多数不育夫妇的最后选择。

(林仙华)

—— 专家简介 ——

林仙华

林仙华，博士，上海交通大学医学院附属国际和平妇幼保健院生殖医学中心副主任医师。擅长诊治不孕症、辅助生殖技术、月经失调、闭经、多囊卵巢综合征及高催乳素血症等内分泌紊乱性疾病。

75. 试管婴儿技术与人工授精有什么不同

　　李先生结婚2年，他妻子一直没有怀孕，他去医院检查精液2次，结果都显示密度只有$4×10^6$/毫升，属于重度少精子症，达不到人工授精及常规IVF治疗(也就是第一代试管婴儿)所需要的有效精子数量。医生建议李先生做第二代试管婴儿，但他们夫妻想做人工授精。

人工授精是指采用非性交的方式将精子递送到女性生殖道中，以达到使女子受孕目的的一种辅助生殖技术，适用于轻中度少、弱精子症，精液液化不良，以及免疫性不育。第一代试管婴儿，就是将精子和卵子加在同一培养液中共同孵育，精子会自然地钻入卵子内，从而使卵子受精，受精过程是自然发生的，类似自然怀孕状态下的受精过程。第二代试管婴儿，即 ICSI，是在倒置显微镜下用特殊装置抓住一条精子，同时固定住一个卵子，然后准确无误地将精子注射到卵细胞内，强制完成受精过程。

第二代试管婴儿主要适用于男方严重少、弱精子症。男方的精子太少，或者活力太弱，自然状态下无法让卵子正常受精，第二代试管婴儿保证了男方严重少、弱精子症伴侣的卵子的正常受精，使试管婴儿的成功率大大提高。

（平　萍）

76. 睾丸穿刺会影响性功能吗

吴先生检查出来患有无精子症，医生建议做睾丸穿刺。他很害怕，不知道睾丸穿刺有没有危险，会影响性功能吗？

无精子症分为梗阻性和非梗阻性无精子症，如果初诊为无精子症，首先应该进行 3 次精液离心检查，确实没有检出精子方可确诊。接下来，建议进行性激素、生殖系统超声、精浆生化以及遗传学检查。睾丸穿刺检查可以最终明确睾丸是否存在生精功能。

目前多采用局部麻醉下睾丸细针穿刺，风险为睾丸内出血，但发生率不高。因为睾丸穿刺所取组织量少，所以不会对性功能造成影响。

（林仙华）

77. 胚胎移植前，如何提高子宫内膜的质量

子宫内膜质量不好的原因分为全身因素和局部因素。全身因素主要为内分泌失调，如雌、孕激素水平不足，排卵障碍，生长激素缺乏等。局部因素有内膜损

伤,如流产刮宫造成的粘连、缺损;内膜息肉、黏膜下子宫肌瘤或靠近子宫内膜的肌瘤、腺肌瘤压迫;子宫发育畸形,如鞍形子宫或先天发育不全的小子宫等。

在寻找到"土壤"不好的原因后,我们就可以对症治疗来改善它的质量。

(1) 单纯激素不足:好比营养不够的沙土,可以通过适当补充生长激素,序贯服用雌、孕激素行人工周期等,来滋养内膜。

(2) 内膜损伤、内膜息肉或黏膜下子宫肌瘤:好比土壤中有大石头,可以通过宫腔镜下行黏膜下子宫肌瘤挖除术、息肉摘除术来挪走;而宫腔镜下子宫内膜粘连分解术或搔刮内膜等,如同翻地松土,可以刺激内膜生长。常规术后序贯服用雌、孕激素行人工周期,帮助修复内膜。

(3) 子宫肌瘤、子宫腺肌病:好比土壤深层埋着大石头,需根据其具体大小、位置和对内膜功能的影响,决定是否先行手术再做胚胎移植。

(4) 子宫发育不良或畸形:有时可通过雌、孕激素人工周期改善,有时需手术矫正。

特别提醒

子宫内膜的日常保养和维护:建议偏清淡饮食,以豆类、谷类、薯类为主,忌油腻或大补。黄豆、黑豆及豆制品可补充一定植物雌激素,亦可适当补充维生素 E。

(陆小澂)

78. 做试管婴儿怀孕后出血怎么办

许多不孕症的患者在进行胚胎移植后,验出怀孕时的心情都是既开心又担心。开心的是终于怀孕了,而担心的则是自己能否顺利安全地把这个宝宝生下来。其中,大家遇到最多的可能就是怀孕后阴道出血的问题。在自然妊娠时,阴道出血确实是有先兆流产的迹象,有出血的孕妇应该及时采取措施保胎,但在试管婴儿周期,阴道出血其实没有那么可怕。

胚胎移植后孕早期的出血,一般有以下几种可能:①正常的胚胎植入伴随少量出血;②胚胎着床不稳导致的先兆流产;③宫外孕导致的阴道出血。第一种情况最为常见,尤其是激素替代周期的冻胚移植,出血的机会较多,但绝大多数出血的孕妇是没有流产风险的,出血只是胚胎在不断发育、向内膜伸展过程中伴随的正常现象,完全不必担心。第二种情况会在超声下看到有明显的出血带,医生会告知流产风险并且尽量保胎,大部分的患者也是能成功保胎的。

胚胎移植怀孕后的出血和流产没有必然联系,少量或间断性的阴道出血都是正常现象,只要按照医生的医嘱按时用药即可。如果连续出血并且颜色鲜红,则应该及时到医院就诊。

(牛志宏)

—— 专家简介 ——
牛志宏

牛志宏,上海交通大学医学院附属瑞金医院生殖医学中心临床负责人、副主任医师,上海市医学会生殖医学专科分会委员。擅长人类辅助生殖技术的临床和基础研究。

79. 胚胎冷冻复苏后会有变化吗

随着试管婴儿技术和胚胎冷冻技术的发展,越来越多的医生和患者选择冷冻胚胎移植来助孕。因为冷冻胚胎移植与新鲜胚胎移植相比较,女性体内激素水平更加接近自然,内膜的处理也相对简便,妊娠成功率相当但卵巢过激等并发症减少。

当然,也有一些是因为促排卵方案本身的要求,或者患者优选胚胎及遗传学检查的需求而进行冷冻胚胎移植。

如果医生与准爸妈们商定将移植后的剩余胚胎进行冷冻保存,胚胎学家将开始准备冷冻进程,包括反复核对医嘱、核对胚胎编号、登记各种记录本、填写独一无二的冻融单,将每一管胚胎(通常 2 枚一管)给予一个身份标签。在此过程中,小胚胎们在尽力生长,有些就会完成下一次分裂,拥有更多的细胞数。

通过冷冻液中逐步脱去水分,减少了细胞内冰晶生成的风险后,胚胎就会进入 $-196\,℃$ 的低温液氮中保存,等待见妈妈的机会。在准备好内膜后,医生会要求解冻胚胎,此时可能出现以下情况。

(1) 原样复苏:这样的胚胎占到大多数,细胞数和胚胎等级不变,因为既没有经历下一个细胞周期的分裂,又没有任何损伤,准妈妈最容易接受。

(2) 细胞数多了:例如变成了 16 细胞 I 级,这样的胚胎在常规观察到冷冻之间经历了又一次分裂,发育潜能很强,并且仍然能跟妈妈的内膜相容。

(3) 等级变了:常见的是 II 级变 I 级,这种变化是因为胚胎碎片占比降低了，是冷冻复苏后碎片溶解的结果。

（4）细胞损伤：在某些不耐受冷冻的胚胎或囊胚容易出现，但只要剩余存活卵裂球数目超过半数，或囊胚内细胞团及滋养层结构尚完整，仍然是可以移植的有效胚胎。胚胎细胞可以依靠自身强大的修复再生能力长成健康的宝宝。

因为胚胎的发育在受精后是飞快进行的，而冷冻及解冻过程是自然选择以外又一次挑战，不能适应的胚胎会出现退化或凋亡，严重的病例将采取新鲜胚胎移植的策略避免胚胎损失。

（梁珊珊）

80. 囊胚培养有什么好处

囊胚培养是指精子与卵子结合为受精卵，继续在培养箱内培养 5～6 天，然后再进行移植或冷冻的方法。囊胚培养有以下几点好处。

（1）能够筛选掉发育潜力差的胚胎。早期的胚胎（受精后第 2 或者第 3 天的胚胎）细胞数目通常为 4～8 个。而囊胚阶段的胚胎细胞数目高达 100 多个，因此只有发育能力强的胚胎才能够发育到囊胚阶段。另一方面，部分染色体异常的胚胎在体外培养的过程中无法进一步发育，因此囊胚培养可以进一步筛选出更优质的胚胎，从而达到提高妊娠率的目的。

（2）子宫环境更适合胚胎种植。胚胎的成功种植需要正常的囊胚以及子宫内膜良好的接受性，人类子宫和输卵管适合于不同发育阶段的胚胎。自然妊娠时，卵裂期胚胎还在输卵管中，到达宫腔时则发育至囊胚阶段。因此从这一点来说，囊胚移植与内膜发育同步性更好。

（3）提高妊娠率。第 3 天胚胎多数移植 2 个胚胎，妊娠率在 40％ 左右，而囊胚移植胚胎和内膜的同步性更好，妊娠率可以达 50％。

（4）降低宫外孕的发生。第 2 天或者第 3 天的胚胎移植后一般在子宫内继续发育 3～4 天开始着床，在这期间胚胎可能会游走进入输卵管；而囊胚移植后通常 1～2 天后胚胎黏附在子宫内膜上，开始着床，而且囊胚体积比较大，不容易游走到输卵管，因此宫外孕率显著下降。

（5）降低多胎率。单囊胚移植会降低多胎妊娠的发生，考虑目前二孩政策放开，部分女性年龄偏大，而且部分女性有剖宫产史，单囊胚移植更适合这部分人群。

（刘素英）

刘素英

刘素英,医学博士,复旦大学附属中山医院生殖中心主任医师、胚胎室主任。擅长不孕不育的治疗,特别是内分泌失调、多囊卵巢综合征、子宫内膜异位症的治疗,及各种促排卵、配子、胚胎的体外操作技术。

81. 囊胚培养适合哪些人

适合进行囊胚培养的人群有:①年轻、第 3 天胚胎数目多,囊胚培养形成率高;②多次第 3 天胚胎移植没有怀孕,排除了子宫、内分泌以及免疫因素;③有宫外孕病史的患者;④有剖宫产史,需要单囊胚移植者。

然而,因为在囊胚培养的过程中,会筛选掉那些发育能力不佳的胚胎,但是不能否认的是这部分胚胎中仍有少部分会发育成胎儿。因此对那些卵子数目不多、年龄大的妇女,如果囊胚培养,可能会出现发育不到囊胚,无囊胚移植的情况。

(刘素英)

82. 试管婴儿培育过程中会出现什么问题

所谓"试管婴儿"其实并不是在试管内发育成胎儿,只是精卵结合和胚胎发育的早期阶段(2~5 天)在培养液中完成,胚胎植入母体子宫之后的发育过程和自然受孕完全一样。目前国内已诞生了数十万例试管婴儿,全世界现已有数百万名试管婴儿出生,尚未发现试管婴儿手术助孕对母婴有不良影响。

辅助生殖技术为许多不孕不育夫妇解决了生育问题,取得了令人震惊的成果的同时,仍存在费用昂贵、安全性及伦理和遗传学等问题。辅助生殖技术实施过程中可能导致多胎妊娠、卵巢过度刺激综合征、宫外孕、流产等近期并发症;多次超促排卵治疗是否会导致生殖器官肿瘤等安全性问题,也需要临床医生时刻警惕。

再次,随着辅助生育技术飞跃发展,因借精、借卵、借腹生子和剩余胚胎的处理等也带来了许多问题,如能否根据夫妇意愿行第三代试管进行性别选择等,胚胎经检测后选择丢弃与否等伦理、法律和社会学争论,需要辅助生育技术机构接受严密的伦理、法律和社会监督。

总体而言,辅助生殖技术的开展应遵循简单、经济、有效的原则。不孕不育患者在求助正规辅助生殖技术时,除了关注业务量、妊娠成功率等指标,还应关注开展机构的经济社会效应、技术创新及人文伦理关怀等方面指标。

（孙　赟）

83. 试管婴儿技术最多可以尝试几次

试管婴儿的成功率是准备接受试管婴儿技术治疗的人们所关注的问题。据统计,目前国内成熟的辅助生殖中心平均成功率为 40％ 左右,这里的成功是指通过试管婴儿技术使患者怀孕。其中,年轻女性的成功率稍高些,可以达到50％。如果有冷冻胚胎的话,可以做第二次或第三次胚胎移植,累计成功率更高,大概能达到 70％。

试管婴儿成功与否取决于很多条件,如实验室条件、医护人员的技术水平,但最重要的因素还是夫妻双方,尤其是女性的年龄和自身状态,如是否合并卵巢囊肿、子宫肌瘤、子宫腺肌病等。近年一些研究也证实了男性年龄增大、精子质量下降、精子的 DNA 碎片增加会影响胚胎质量,受孕率下降,出生子代的健康风险相应增加。

因此,无论男性还是女性,人类的生育能力是有期限的。如果试管婴儿一次不成功,还需抓紧时间进行新的试管周期。至于最多可以尝试几次,并没有数量的限定,应根据个体的年龄、体质、经济状况、心理等综合因素来决定是否多次尝试新的试管周期。

（孙　赟）

84. 从绝经期妇女尿中提取的卵泡刺激素安全吗

绝经期妇女随着卵巢功能的下降,雌激素分泌减少,对下丘脑的抑制作用解除,使下丘脑分泌促性腺激素释放激素(GnRH)增加,使垂体生成和释放更多(数十倍增加)的促性腺激素(FSH 和 LH),因此能从绝经期妇女的尿液中精制提纯 FSH。

人体是最好的过滤器,还没有任何论断指出尿中有感染性物质。国外研究指出：即使是感染了牛海绵状脑病(BSE)、克罗伊茨费尔特-雅各布病(CJD)等朊病毒疾病患者的尿也不是感染性的。从绝经期妇女尿中提取的尿促性腺素人类绝经期促性腺激素(HMG),在原料阶段就经过了欧洲药典适用性(COS)认证(去除了病毒),生产中更有两道去病毒程序,产品增加了病毒检测,确保药品无病毒。国际上 HMG 已在临床促排卵中广泛安全应用达 30 多年之久,这本身已经成了一个检验药物安全性的金标准。

（高敏芝）

85. 对精子、卵子和胚胎的显微操作会导致后代畸形吗

随 ICSI、PGD、辅助孵化、核移植等新技术的发展,对生殖细胞和早期胚胎的体外操作增加,引发了对由此产生的后代造成人为缺陷的担忧。

目前辅助生殖技术(ART)出生儿在新生儿疾病和畸形率上未发现和自然受孕出生儿有明显差异,但也有一些文献报道,出生后代在表观遗传方面出现异常。ART 使用的不同培养液和体外培养时间的长短都可能对配子和胚胎的印迹形成的一些方面产生影响。

对卵母细胞和胚胎的操作都可能导致印迹产生时间的错误进而导致胎儿先天畸形,如对少精子症患者体外操作 ICSI 与精子发生过程错误的印迹有关,如母源印迹丢失导致 Angelman syndrome(AS,即快乐天使综合征)和父源印迹丢失导致贝-维综合征(BWS)。AS 主要表现为神经发育延缓和痉挛的特征,ICSI 出生儿 AS 增加。BWS 患儿以出生前后的过度增长和腹壁缺损为特征,BWS 在普通人群的发病率为 0.8%,而 ART 中的发病率则高达 4.6%。

尽管这些印迹错误只是 ART 的少数并发症,但表观遗传错误可能代表了一个比现在认识更广泛的 ART 相关并发症,对这些问题的处理应当是研究 ART 出生孩子的优先考虑。相信随着经验的积累和技术的改善,这些技术的运用终将更符合人类的利益而更具应用价值。

（高敏芝）

86. 试管婴儿术后应注意什么

取卵术后第 2 天开始行黄体支持,移植后 14 天查血 hCG 确定是否妊娠。妊娠者需根据具体情况,继续保胎至孕 3 个月。妊娠 6~7 周做 B 超了解孕囊数

和胎心搏动情况。3 胎以上者根据情况拟并实施减胎方案。孕 3 个月后在当地或自己所选医院内建孕妇联系卡，产检登记。产后随访分娩及新生儿状况。

取卵术后起，应注意各种并发症的可能，包括卵巢过度刺激综合征、感染、出血、多胎妊娠和警惕异位妊娠的发生等，特别要注意宫内、外同时妊娠发生的情况，一旦疑似诊断应及时按有关原则处理。多胎妊娠如果是三胎以上妊娠，建议进行选择性减胎术。体外受精胚胎移植术后妊娠的自然流产率为 10％～15％，有时甚至更高。因此妊娠后应适当休息，避免过多活动，可以适当补充叶酸、维生素类。

所有体外受精胚胎移植术后妊娠建议均视为高危妊娠，术后应适当休息，禁止性生活，另外需要提供黄体支持以减少流产。孕产期应加强检查，及时做出相应处理。临产时如合并有其他指征可适当放宽剖宫产指征。

（高敏芝）

87. 不同年龄段女性接受试管婴儿治疗的成功率不同吗

目前试管婴儿的周期成功率在 50％ 左右。年轻、继发不孕、单纯输卵管堵塞或男方因素做试管婴儿者成功率较高。与此相反，高龄、原发不孕、因输卵管积水、子宫内膜异位症或合并多种病因做试管婴儿者，以及反复种植失败者成功率较低。

女性的年龄是试管婴儿技术成功与否的重要因素。随女性年龄增长，35 岁后卵巢开始走下坡路，表现在卵子数量减少、质量下降、受精率下降、妊娠率也会明显降低、流产率增加、发生 21 三体综合征等出生缺陷的概率增加。尤其是 40 岁以后卵巢功能呈直线下降。国内、外都认为女性 42 岁后就处于生育的末期，43 岁后自然妊娠的概率趋向于 0。

国内外文献报道：年龄在 25～34 岁的妇女接受试管婴儿治疗成功率最高，可达到 45％，35 岁以后成功率开始下降，但是大多数辅助生殖中心数据显示，女方年龄在 38 岁以下的成功率为 30％～35％，到 38 岁以上开始明显下降，为 20％～30％，40 周岁成功率为 10％～15％，且流产率高达 30％，活产率明显下降，胎儿畸形的发生率也增加。

总之，女性年龄与试管婴儿的成功率成反比，年龄越大，卵巢功能越下降，胚胎的质量也下降，一般医院对于年龄 42 岁以上女性是否适合进行试管婴儿治疗是有争议的。因此，现代女性要孕育后代，最好在合适的育龄进行，既能提高受孕的成功率，又能提高孕育的质量。对于高龄的女性来说，既要面对现实、放松心态，又要抓紧最后的时机尽早尝试。

（高敏芝）

88. 如何防治卵巢过度刺激综合征

卵巢过度刺激综合征(简称 OHSS)是由促排卵药物引起的，与患者敏感度、内分泌状态、药物种类及数量、妊娠与否相关。特征为双侧卵巢囊性增大、毛细血管通透性增加、急性体液及蛋白外渗入第三体腔，引发血液浓缩、低血容量、电解质紊乱、肝肾功能受损及血栓形成等一系列临床病理改变。它是一种严重医源性疾病，偶发于自然妊娠，严重者如缺乏适当治疗可危及生命。

OHSS 预防原则：①通过已发患者人群流行病调查，制定高危者的指标；②完善细化 OHSS 诊断与分度；③促排前综合评估高危指标并制订个体化方案；④治疗周期严密监测 B 超与雌激素水平，及时调整促排卵药物用量；⑤放弃鲜胚移植，择期行冻胚复苏移植。

OHSS 预防措施主要为以下 2 种。

(1) 对于非取卵周期促排卵及人工授精中促性腺激素高敏者，先使用氯米芬或来曲唑募集卵泡，后续酌情微剂量加用促性腺激素起始用量，控制优势卵泡≤3个，如卵泡发育过多，建议扳机日(即注射 hCG 日)前穿刺抽吸或放弃该周期。

(2) 对于控制性促排卵周期：采用拮抗剂方案可有效降低 OHSS 发生率及其严重性，较长方案组活产率无差异情况下 OHSS 发生率明显降低；减少促性腺激素用量，采用温和刺激方案，肥胖者减重，控制饮食、运动；雌激素过高时，停用促性腺激素，延迟扳机日至雌激素水平不再增长或下降，滑行不超过 3 天不影响 IVF 的结局，但可显著降低 OHSS 发生风险；扳机用药可以使用促性腺激素释放激素激动剂扳机，也可以减少扳机日人绒毛膜促性腺素(hCG)用量；避免 hCG 黄体支持；使用胰岛素增敏剂二甲双胍，不改变妊娠率及活产率，可有效降低 OHSS 发生；使用多巴胺受体激动剂溴隐亭、芳香化酶抑制剂来曲唑，通过抑制芳香化酶的合成，从而减少了雄激素向雌激素的转化，降低体内雌激素的水平，但其有效性仍需大样本量的前瞻性临床试验进行验证。此外，OHSS 高危或已出现症状、体征者行全胚冻存，非妊娠可有效减少迟发型 OHSS，避免极重度

OHSS 发生可能。预防使用白蛋白或胶体液也是一个有效的方法。

特别提醒

成功防治 OHSS 关键在于高度重视和警惕高危者，降低早发型 OHSS 发生，避免迟发型 OHSS 出现。

（冯　云）

89. 试管婴儿"宝妈"一定要做有创产前诊断吗

随着试管婴儿技术的发展，胚胎移植的妊娠成功率已经超过了 50％。也就是说，每次胚胎移植手术后都会有超过一半的不育夫妇升级为准爸妈。在成功妊娠后，准爸妈们转而进入了产科检查的流程。除了满怀欣喜地期待小宝宝健康出生，是不是在孕期产检过程中需要更加严格的观察，去做有创的产前诊断更放心呢？

如果助孕时夫妇高龄，比如妈妈超过了 35 岁，产生卵子时容易出现染色体异常分离，胎儿非整倍体概率增加。其中最常见的是 21 三体综合征，可表现为先天智力低下，可合并心脏及其他脏器异常。母婴保健及产前诊断的法规都有规定，孕后需要做产前诊断，与自然妊娠的高龄孕妇处理意见相同。

需要注意的是，每一种检查都不是万能的，都有本身的特定目标疾病。绒膜绒毛活检或羊水胎儿细胞核型检查可以检出整条及大片段的染色体异常，但是不能检出多基因病及不明确致病因素的结构畸形或器官组织功能异常，还需要结合其他检测来判断孩子的总体健康状态。

如果夫妇双方中存在染色体异常、单基因疾病等遗传因素导致的不育、流产、孩子夭折等不良生育史或者家族史异常的，生殖科医生会根据情况，按照辅助生殖诊疗规范建议选择第三代试管，也就是胚胎植入前遗传学诊断或筛查（PGS/PGD）筛选胚胎助孕后再行产前诊断。避免胚胎因素的妊娠失败和致死致畸重大疾病患儿出生。

Y 染色体微缺失的患者需了解，这种基因改变并非选择女性胚胎移植的绝对指征。

某些隐性遗传的疾病可以通过孕前检查双方基因状态计算后代的再发风险。例如白种人群常见囊性纤维化穿膜传导调节蛋白（CFTR）基因异常的呼吸系统疾病，可有伴双侧输精管先天性缺如导致不育的男性，可在孕前检查配偶是否是 CFTR 基因携带者,根据结果选择助孕及产前诊断方式。

除此以外,其他更多的不育夫妇并没有上述情况,例如是因为盆腔炎性输卵管不通、排卵障碍,或精子数量少活力差而选择了试管婴儿助孕的,则可以根据孕后产检的结果以及产科医生的建议选择是否产前诊断。

另外,与自然妊娠相比,促排卵和试管婴儿的病例中双胎妊娠的比例会大大增加。但可以对孕早期明确的双胎妊娠分别分析,对两个宝宝进行精确的诊断,也已有宫内处理和治疗的先例。

现在也已经有无创产前筛查(NIPT)检测胎儿 DNA 非整倍体性等新型检测方法,降低了原有产前筛查的假阳性率和有创产前诊断可能带来的产科风险。

(梁珊珊)

90. 哪些人可以接受卵子赠送

出现以下情况者,可以选择供卵试管婴儿手术。

(1) 丧失产生卵子的能力,如先天性卵巢发育不良或不全、绝经后妇女卵巢功能衰竭、卵巢早衰、手术切除卵巢等。

(2) 女方是严重的遗传性疾病携带者或患者。

(3) 具有明显的影响卵子数量和质量的因素,如幼时患有腮腺炎现并发卵巢炎、更年期妇女卵巢功能下降、原因不明或自身免疫性卵巢炎、卵巢肿瘤、多囊卵巢综合征、子宫内膜异位症、卵巢部分切除术后、癌症患者行放疗或化疗导致的卵巢损伤等。

无子宫或子宫异常但拥有正常卵巢功能的妇女通过代孕技术可以拥有自己的亲生后代。但因为该操作方案涉及较多伦理法律问题,目前在我国是被禁止的。同时我国也严禁一切借胚胎、无医学指征的性别选择等。

(赵晓明)

CHAPTER THREE

3

微辞典

以下为生殖医学中常见的名词，本书对其略作简介，以备读者查阅，便于更好地理解生殖医学科普知识。

1. 促性腺激素

促性腺激素(Gn)是指由垂体分泌的卵泡刺激素和黄体生成素，作用于女性卵巢或男性睾丸，促进女性卵泡发育和黄体形成，及男性睾丸的生精功能。促性腺激素是下丘脑-垂体-性腺轴稳态的调控轴心，生理状态下呈脉冲式分泌。

（王　波）

2. 促性腺素释放素

促性腺素释放素(GnRH)是下丘脑分泌的肽类激素之一，具有促进垂体分泌促性腺激素的作用。人工合成的 GnRH 类似物称为促性腺激素释放激素激动剂，能模拟 GnRH 的生理作用。

（王　波）

3. 生长激素

生长激素(GH)是由腺垂体合成分泌的激素，其合成和分泌受到下丘脑分泌的生长激素释放激素及生长抑素的调节。生长激素促进机体生长和体力恢复，呈脉冲式分泌，夜间的分泌量占全天分泌量的 70％。

（王　波）

4. 甲状腺激素

甲状腺激素指由甲状腺释放的主要激素，是酪氨酸的碘化物，包括四碘甲腺原氨酸(T_4，也称甲状腺素)、三碘甲腺原氨酸(T_3)、和极少量的反式三碘甲腺原氨酸(rT_3)。T_4 和 T_3 都具有生物学活性，rT_3 不具有甲状腺激素的生物学活性。甲状腺激素作用范围广，几乎遍及全身各组织、器官。甲状腺激素的一般作用是激活靶细胞核内大量基因的转录，促使酶蛋白、结构蛋白、转运蛋白和其他物质的合成。

（王　波）

5. 促甲状腺素

促甲状腺素(TSH)是由腺垂体促甲状腺细胞合成和释放的激素，TSH 能够刺激甲状腺腺体的增生和甲状腺激素的合成和释放。TSH 的分泌受到下丘脑分泌的促甲状腺激素释放激素的刺激，同时也受到血液中游离甲状腺激素浓度的反馈调节。

（王　波）

6. 胰岛素

胰岛素是由胰腺内的 B 细胞分泌的蛋白类激素，亦是体内唯一降低血糖水平的激素。胰岛素可促进脂肪和蛋白质合成、机体生长，抑制脂肪分解。其生物学作用复杂，一方面是调节代谢，全面促进机体合成代谢；另一方面是调节细胞的生长、增殖，抑制细胞的凋亡。

（王　波）

7. 胰岛素抵抗

胰岛素抵抗是指胰岛素的外周组织及靶组织、靶器官(主要是肝脏、脂肪、骨骼肌)对胰岛素的敏感性及反应性降低，导致正常量的胰岛素产生的生物学效应低于正常水平。患者可表现高胰岛素血症，胰岛素甚至比正常水平高数十倍，而活性降低，出现受体结合及受体后的缺陷。

50％或以上的多囊卵巢综合征患者存在不同程度的胰岛素抵抗和代偿性高胰岛素血症。卵巢局部也存在胰岛素抵抗，妨碍优势卵泡的形成和排卵。

（王　波）

8. 糖耐量减低

糖耐量减低又被称为糖耐量受损，是指空腹血糖＞7.1 毫摩/升，或餐后 2

小时血糖为 7.8～11.1 毫摩/升，是未达到糖尿病诊断标准的高血糖状态（糖尿病前期）。糖耐量减低是发生糖尿病和心血管病变的危险因素。

（王　波）

9. 桥本甲状腺炎

甲状腺炎是甲状腺组织因变性、渗出、坏死、增生等炎症性病理改变而导致的临床病症，可分为急性、亚急性、慢性三种类型。以甲状腺肿大为特征的慢性淋巴细胞性甲状腺炎又称为桥本甲状腺炎。其发病与自身免疫有关，病程较长，随甲状腺组织的破坏而最终出现甲状腺功能减退。血中甲状腺球蛋白抗体（TGAb）和甲状腺过氧化物酶自身抗体（TPOAb）长期升高是主要的诊断依据，这些抗体对本病起着触发和推进作用。

患者的甲状腺常呈对称、弥漫性肿大，质地韧如橡皮。由遗传因素和自身免疫因素共同作用而发病，90％以上发生于女性，有家族聚集现象，相当数量的患者不存在特殊临床表现。该病可引起女性不孕、自然流产、复发性自然流产、死胎、早产和胎儿发育异常等多种不良生殖与妊娠结局，因而受到生殖内分泌专科医师的重视。

（王　波）

10. 甲状腺功能减退

甲状腺功能减退（简称甲减）是由多种原因引起的甲状腺激素合成、分泌或生物效应不足所致的临床综合征。甲减的病因复杂，以慢性淋巴细胞性甲状腺炎最常见，其次为垂体性甲减。患者表现为低代谢综合征，出现疲乏、嗜睡、行动迟缓、怕冷、记忆力减退、注意力不集中等症状。因能量生成减少，体温低于正常，重症患者可引起黏液性水肿。对生殖系统的影响表现为性欲低下、男性阳痿、女性月经期延长及不孕，有时会出现严重功能失调性子宫出血。

（王　波）

11. 亚临床性甲状腺功能减退症

亚临床性甲状腺功能减退症（简称亚甲减）无甲减的症状与体征，但血 TSH

轻度升高(伴或不伴游离甲状腺素下降)的轻型甲减称为亚临床甲减。慢性淋巴细胞性甲状腺炎有时伴随亚甲减,潜在降低生育能力。

（王　波）

12. 多囊卵巢综合征

多囊卵巢综合征(PCOS)是以月经失调、不孕、多毛、痤疮为主要临床表现的常见妇科内分泌疾病。患者双侧卵巢常呈均匀性增大,50%以上的患者肥胖,部分患者阴唇、颈背部、腋下存在黑色素沉着。高雄激素血症和胰岛素抵抗是造成多囊卵巢综合征的病理基础。

（王　波）

13. 库欣综合征

库欣综合征又称皮质醇增多征,是指体内糖皮质激素长期过度增加导致的向心性肥胖、满月脸、多血质外貌、紫纹、高血压、继发性糖尿病和骨质疏松等表现的临床综合征。外源性库欣综合征和类库欣综合征最常见,为长期应用外源性促肾上腺皮质激素或糖皮质激素所致。

（王　波）

14. 基础体温

一天当中体温的最低点称为基础体温(BBT)。通常在早晨起床之前测定的体温代表了这个最低值。育龄女性的基础体温记录单用于记录排卵。如果在月经周期后半期基础体温升高 0.5 ℃以上,提示曾有排卵。

如果整个月经周期体温相对恒定,提示未曾排卵。在月经周期的前半期,BBT 处于稳定水平,仅有微小波动;在月经中期黄体形成、孕酮分泌,BBT 会上升 0.5 ℃左右,并维持这种较高的水平直至下次月经开始。因此在 BBT 上升之前的 2～3 天是女性最容易受孕的时期。一旦体温升高,受孕的概率就会下降。通过记录 2～3 个月的 BBT,可以比较准确地预测自己的易孕期。

（王　波）

15. 抗精子抗体

抗精子抗体是指能够与精子发生黏附，阻碍其活动和受精能力的抗体。通常，抗体预防感染，但当其攻击精子或胚胎时，就会造成不孕。男性或女性的免疫系统都能产生抗精子抗体，一旦形成，依据其作用的部位不同，这些抗体能够阻碍精子的活动力，阻止其穿透女性宫颈黏液；或者直接妨碍精子穿入卵子和受精。有时也能造成精子间相互黏成团。男性仅当精子与血液接触的情况，如睾丸损伤或手术时，会产生抗精子抗体。

（王　波）

16. 宫颈功能不全

宫颈功能不全是指宫颈肌层薄弱，胎儿长大伴随宫内压力增加，使得宫颈口提前开放。宫颈功能不全一般发生于妊娠中期或妊娠晚期，是晚期流产或早产的原因之一。

（王　波）

17. 闭经

生育年龄女性无月经来潮或月经停止时间超过自身原有月经周期的 3 个周期时间，称为闭经。依其原因，可以分为生理性闭经和病理性闭经；根据以往有无月经来潮，可以分为原发性闭经和继发性闭经。

原发性闭经是指年龄超过 15 岁，第二性征未发育，或第二性征已发育但月经还未来潮。继发性闭经指正常月经建立后，月经停止 6 个月，或按照自身原有月经周期计算停止 3 个周期以上。

（王　波）

18. 子宫内膜异位症

子宫内膜组织所含有的腺体和间质出现在子宫内膜以外的部位时，称为子宫内膜异位症（EMT）。主要症状为下腹痛、痛经、不孕及性交不适。异位内膜可侵犯全身任何部位，如卵巢、腹膜、膀胱、输尿管等，但绝大多数位于盆腔器官和壁腹膜，以卵巢、宫骶韧带最常见，其次为子宫（宫颈、子宫肌层）、其他脏腹膜、直肠阴道隔等部位。

（王　波）

19. 窦卵泡

在卵泡发育过程中的一个阶段，窦前卵泡在雌激素和 FSH 协同作用下，颗粒细胞间集聚的卵泡液增加，最后融合成卵泡腔，卵泡直径增大 2～8 毫米，即为窦卵泡。

（王　波）

20. 黄体

排卵后卵泡液流出，卵泡内压下降，卵泡壁塌陷，形成许多皱襞；卵泡壁的卵泡颗粒细胞和卵泡内膜细胞向内侵入，周围由结缔组织的卵泡外膜包围，共同形成黄体。黄体具有分泌雌、孕激素的功能，正常黄体功能的建立需要理想的排卵前卵泡发育。

（王　波）

21. 体外受精胚胎移植术

体外受精胚胎移植术（IVF-ET）是从女性卵巢内取出卵子，在体外与精子发生受精并培养 3～5 天，再将发育到卵裂期或囊胚期阶段的胚胎移植到宫腔内，使其着床发育成胎儿的不孕症治疗方法，俗称为试管婴儿。

（王　波）

22. 人工授精

人工授精（AI）是在女方排卵期间，将精子通过非性交方式注入女性生殖道内，使其受孕的一种技术。目前较常用的方法为宫腔内人工授精，包括夫精人工授精（AIH）和供精人工授精（AID）。

（王　波）

23. 单精子卵细胞质内注射

单精子卵细胞质内注射(ICSI)利用显微注射系统,通过将单条精子注入第2次减数分裂中期(MII)的卵母细胞胞质内完成受精过程。ICSI仅需数条精子即可达到受精、妊娠的目的,是严重男性因素不育患者最有效的治疗方法。另外,在做植入前遗传学诊断时,为避免透明带上黏附精子对诊断结果的影响,通常采用 ICSI 辅助受精。

（王　　波）

24. 植入前遗传学诊断

植入前遗传学诊断(PGD)是指将遗传病诊断提到胚胎植入子宫内膜之前,防治遗传异常的胚胎植入后发生妊娠。通过显微操作系统,获取胚胎的极体、卵裂球或囊胚滋养层细胞进行遗传学分析,阻断患有遗传病的胚胎移植,经过诊断,仅遗传方面没有明显缺陷的胚胎才能被移植入子宫。

（王　　波）

25. 黄体酮阴道缓释凝胶

黄体酮阴道缓释凝胶(雪诺同阴道凝胶)为白色或类白色乳状黏稠体,预装于一次性白色聚乙烯给药器内,用于辅助生育技术中黄体酮的补充治疗。

（王　　波）

26. 炔雌醇环丙孕酮片

炔雌醇环丙孕酮片即达英-35,为复方制剂,其组成为 2 毫克醋酸环丙孕酮和 0.035 毫克炔雌醇,可用于口服避孕。该药物能有效抑制排卵,并维持月经规律(经量较少),也用于治疗妇女雄激素依赖性疾病,如痤疮、妇女雄激素性脱发、轻型多毛症,以及多囊卵巢综合征患者的高雄性激素症状。

（王　　波）